EXAMEN

HISTORIQUE ET CRITIQUE

DES

NOUVELLES DOCTRINES MÉDICALES

SUR LE TRAITEMENT

DE LA SYPHILIS.

DISCOURS

PRONONCÉ DEVANT L'ADMINISTRATION DE L'HOSPICE DE L'ANTIQUAILLE DE LYON
DANS SA SÉANCE PUBLIQUE DU PREMIER JUIN 1842,
POUR L'OUVERTURE DES COURS DE CLINIQUE SUR LES MALADIES SYPHILITIQUES,
CUTANÉES ET MENTALES,

Par L.-P.-Aug. GAUTHIER, D. M. P.,

Médecin titulaire de l'hospice de l'Antiquaille de Lyon ;
Membre de l'Académie, du conseil de Salubrité, de la Société de médecine
et de la Société littéraire de la même ville; correspondant de
l'Académie des Sciences, Arts et Belles-Lettres de Dijon ; des
Sociétés de médecine de Berlin, Bordeaux, Dijon, Erlangen,
Leipzig, Marseille, Munich, Toulouse, Zurich et du
Grand-Duché de Bade; de la Société d'émulation
du Jura et de celle des Sciences, Arts
et Belles-Lettres de Mâcon, etc.

<table>
<tr><td>

PARIS,

J.-B. BALLIÈRE, LIBRAIRE,

Rue de l'Ecole-de-Médecine, 13 bis.

</td><td>

LYON,

SAVY, JEUNE, LIBRAIRE,

Quai des Célestins, 48.

</td></tr>
</table>

1843.

EXAMEN

HISTORIQUE ET CRITIQUE

DES

NOUVELLES DOCTRINES MÉDICALES

SUR LE TRAITEMENT

DE LA SYPHILIS.

La Guillotière. — Imprimerie de J.-M. Bajat, rue des Trois-Rois, 1.

EXAMEN

HISTORIQUE ET CRITIQUE

DES

NOUVELLES DOCTRINES MÉDICALES

SUR LE TRAITEMENT

DE LA SYPHILIS.

DISCOURS

PRONONCÉ DEVANT L'ADMINISTRATION DE L'HOSPICE DE L'ANTIQUAILLE DE LYON
DANS SA SÉANCE PUBLIQUE DU PREMIER JUIN 1842,
POUR L'OUVERTURE DES COURS DE CLINIQUE SUR LES MALADIES SYPHILITIQUES,
CUTANÉES ET MENTALES,

Par L.-P.-Aug. GAUTHIER, D. M. P.,

Médecin titulaire de l'hospice de l'Antiquaille de Lyon ;
Membre de l'Académie, du conseil de Salubrité, de la Société de médecine
et de la Société littéraire de la même ville; correspondant de
l'Académie des Sciences, Arts et Belles-Lettres de Dijon ; des
Sociétés de médecine de Berlin, Bordeaux, Dijon, Erlangen,
Leipzig, Marseille, Munich, Toulouse, Zurich et du
Grand-Duché de Bade; de la Société d'émulation
du Jura et de celle des Sciences, Arts
et Belles-Lettres de Mâcon, etc.

PARIS,	LYON,
J.-B. BALLIÈRE, LIBRAIRE,	SAVY, JEUNE, LIBRAIRE,
Rue de l'Ecole-de-Médecine, 13 bis.	Quai des Célestins, 48.

1843.

EXAMEN

HISTORIQUE ET CRITIQUE

DES

NOUVELLES DOCTRINES MÉDICALES

SUR LE TRAITEMENT

DE LA SYPHILIS.

La médecine a eu dans tous les temps ses détracteurs, qui ont nié les bienfaits que les hommes en recevaient, et qui ont prétendu que quand les malades guérissaient c'était uniquement aux efforts salutaires de la nature et nullement à l'action des rémèdes qu'ils devaient leur retour à la santé. Les médecins n'ont jamais manqué d'arguments péremptoires pour combattre ces sophismes ; cependant ils croyaient surtout pouvoir avec raison opposer aux plus incrédules les guérisons presque constantes qu'ils obtenaient dans les fièvres intermittentes avec le quinquina et dans les maladies vénériennes à l'aide du mercure. Il était réservé à notre siècle de lumières de voir, au milieu du renouvellement et de la chute des systèmes, non seulement nier l'action salutaire de ces deux médicaments, que l'on regardait presque comme des spécifiques, mais encore de leur voir attribuer les effets les plus funestes. La doctrine physiologique de Broussais a d'abord soutenu qu'au lieu de guérir les fièvres intermittentes le quinquina les faisait dégénérer en gastro-entérites aiguës. Le temps et l'observation n'ont pas tardé à faire justice de ces erreurs, et aujourd'hui il n'est presque plus personne qui ose nier l'action bienfaisante du quinquina dans les fièvres intermittentes. Mais une lutte, qui dure encore, s'est engagée, au sujet du mercure, il y a environ 25 ans ; les partisans d'une nouvelle doctrine ont soutenu que non seulement il ne guérissait pas les affections syphilitiques, mais encore qu'il retardait leur cure, qu'il produisait souvent les accidents les plus funestes et qu'il était la cause des symptômes consécutifs, lorsqu'il en survenait. Ainsi l'on a osé nier tout ce que l'on croyait le plus solidement établi en médecine par une observation constante pendant plus de trois siècles. Quand un nouveau système a des prétentions aussi étranges, il doit fixer à un haut degré l'attention des médecins ; il doit être important de rechercher comment il a pris naissance et comment il s'est peu à peu étendu dans les différents pays ; il est utile de connaître quelles sont les causes qui ont contribué à sa propagation et quel est l'état actuel des opinions des médecins des diverses contrées à son égard ; c'est ce qui nous a engagé à choisir pour sujet de ce discours l'examen historique et critique des nouvelles doctrines médicales sur le traitement de la syphilis. Comme les partisans des nouvelles méthodes ont soutenu que la syphilis avait

existé dans tous les temps, et qu'elle avait toujours été
traitée avec succès sans mercure; comme quelques uns
d'entr'eux sont même allés jusqu'à prétendre qu'elle n'é-
tait devenue grave que depuis que l'on avait employé ce
remède, nous avons cherché à prouver, dans un écrit que
nous avons publié cette année (1), qu'elle était une maladie nouvelle qu'on n'avait commencé à observer en
Europe que vers la fin du XVe siècle. Aujourd'hui nous
exposerons l'origine des nouvelles doctrines médicales en
Angleterre ; nous suivrons leur propagation en France,
en Allemagne et dans les autres états de l'Europe ; nous
ferons quelques réflexions critiques à leur égard, et
comme l'histoire de la médecine nous démontre que tous
les systèmes, même les plus exagérés, ont encore leur
côté utile et ont contribué aux progrès de la science
quand le temps a eu fait justice de leur exagération, nous
chercherons aussi si la thérapeutique des affections syphilitiques n'a pas obtenu quelques perfectionnements par
l'influence des nouvelles doctrines. Nous ne nous dissimu-
lons pas combien il est difficile de traiter un sujet aussi
vaste dans un aussi court espace ; nous tacherons donc
de nous restreindre autant qu'il nous sera possible.

La méthode de traiter les maladies vénériennes sans
mercure, qui a fait tant de bruit de nos jours, n'est pas
réellement nouvelle : quoiqu'on ait commencé presque dès
l'origine de la syphilis à employer pour sa guérison, soit
en applications externes, soit en frictions, divers onguents
dans lesquels entraient des préparations mercurielles, à

(1) Recherches nouvelles sur l'histoire de la syphilis.
Paris et Lyon, 1842 ; in-8°.

cause des succès qu'avaient obtenus les Arabes, avec des remèdes semblables, dans les maladies cutanées ; néanmoins comme on mit en usage ces médicaments à doses trop fortes et sans précautions, les accidents épouvantables qui en résultèrent, dans bien des cas, excitèrent les clameurs générales du public et de plusieurs médecins : Aussi, vers 1517, quand le gayac, qui avait été importé depuis quelques années en Espagne, fut préconisé dans les autres contrées de l'Europe contre la syphilis, on ne tarda pas à lui prodiguer les plus grands éloges ; on l'employa généralement et l'on renonça presque au mercure. On joignait déjà, dès cette époque, au gayac un régime excessivement sévère, le repos au lit, une température élevée, les saignées et les purgatifs, de l'emploi desquels on a voulu faire aujourd'hui une méthode nouvelle. Mais l'expérience ne tarda pas à démontrer que le gayac, les saignées, la diète et le repos ne faisaient ordinairement que pallier le mal et souvent même n'y apportaient aucun soulagement : aussi en 1527, dix ans après l'introduction du gayac en Europe, Jacques de Bethencourt, médecin de Rouen, lui préfère déjà le mercure. Les médecins de Montpellier contribuèrent beaucoup à étendre son emploi ; en 1560, Rondelet le regarde comme l'antidote et le remède le plus convenable contre la syphilis, et la même année, Antoine Chaumet, son ami, affirme que les détracteurs du mercure ne l'ont pas employé ou l'ont mis en usage d'une manière peu convenable ; que pour lui il a toujours guéri les maladies vénériennes par ce métal. En 1570, Antoine Saporta, médecin de Montpellier, déclare que ceux qui prétendent guérir la syphilis sans mercure sont aveugles ou atteints d'hallucination. On n'employa d'abord les préparations hydrargipiques qu'à l'extérieur, en frictions, en fumigations, ou en applications emplastiques ; ce n'est qu'en 1537 qu'on trouva la première mention de leur usage interne : la plus grande facilité que l'on trouva par là à les prescrire contribua à en propager l'emploi. Au XVII° siècle on ne voit plus qu'un petit nombre de médecins qui ne leur donnent pas la préférence sur tous les autres remèdes. Ce fut en vain que Nicolas de Blegny tenta, en 1673, de remettre en vogue les sudorifiques. La méthode des frictions qui évite la salivation, appelée traitement par extinction, préconisée au commencement du XVIII° siècle par Chicoyneau et Haguenot, et l'usage interne du sublimé, soutenu par le grand nom de Van Swieten, en diminuant les inconvénients et les dangers des préparations mercurielles, contribuèrent encore à rendre leur emploi plus général ; la publication du savant ouvrage d'Astruc, en 1736, y eut aussi une grande part. Peyrilhe chercha, en1774, à prouver que le mercure n'a pas une vertu spécifique absolue, et voulut lui substituer l'alkali volatil, mais sa méthode ne trouva que très peu de partisans.

Jusqu'à la fin du dernier siècle la plupart des médecins regardaient généralement comme syphilitiques presque tous les ulcères qui surviennent aux parties génitales. Swédiaur s'éleva le premier contre cette opinion, en 1784 ; il dit que les ulcères des organes génitaux peuvent aujourd'hui, comme au temps de Celse, venir de tout autre cause que du virus vénérien, et que pour n'y avoir pas fait attention on était tombé dans de graves erreurs ; il donne aussi les caractères distinctifs des ulcères vénériens, qui sont : la dureté de leurs bords, la croute

couenneuse dont leur base est couverte et la rougeur
plus intense de la peau autour de l'ulcère. Quoique Swédiaur soit le premier qui ait émis ces idées dans un livre
imprimé, nous pensons qu'il a pu les puiser dans les
leçons de J. Hunter, qu'il ne cite cependant pas, et dont
l'ouvrage parut en 1786. En effet, Hunter donna une
plus grande extension à cette doctrine : il affirme que le
pénis, siége ordinaire du chancre, est aussi sujet que
les autres parties du corps aux maladies ulcératives, et
même plus encore, dans certaines circonstances ; il en
conclut que l'on doit donner une grande attention avant
de porter un jugement sur les ulcérations que l'on y observe. Il trace les caractères du chancre à base et bords
indurés qu'on a appelé depuis lui chancre huntérien.
Hunter admet aussi que des affections semblables à la
syphilis constitutionnelle peuvent cependant n'être pas
de nature vénérienne ; il va même jusqu'à dire que des
symptômes primitifs, ressemblant à la syphilis, ont produit des accidents consécutifs, et cependant n'étaient pas
vénériens ; il se fonde pour nier leur nature syphilitique
sur ce qu'ils furent agravés par le mercure. Ces idées de
Hunter ne furent pas sans influence sur l'origine des nouvelles doctrines, comme nous le verrons plus loin. Girtanner (1788), Fritze (1790), Aug. Fred. Hecker (1791)
et B. Bell (1794) insistèrent aussi sur la difficulté de distinguer dans quelques cas les ulcères syphilitiques de ceux
qui ne le sont pas. Cependant Hunter et la plupart de ces
auteurs pensaient que la maladie vénérienne ne peut jamais guérir sans mercure.

Scot préconisa, en 1796, contre toutes les formes de la
syphilis, l'acide nitrique qu'il avait commencé à employer

depuis trois ans. Rollo, Cruikshank, Beddoes, Alyon, van-
tèrent aussi l'acide nitrique et les autres acides minéraux,
et ils ébranlèrent, pendant quelques années, dans l'esprit
d'un certain nombre de médecins, la confiance exclusive
que l'on avait au mercure. Cependant leur méthode,
qu'ils cherchèrent à étayer par les découvertes de la
chimie moderne, n'eut pas une longue durée : L'Angleterre, où elle avait pris naissance, l'abandonna bientôt.
On a surtout attribué ce résultat à la grande influence
qu'eut alors un ouvrage publié par le docteur J. Pearson,
chirurgien de l'hôpital Lock de Londres (1); il y affirma
que le mercure seul peut guérir les symptômes primitifs
et consécutifs de la syphilis, et il étaya son opinion sur
des expériences faites sur vingt mille malades.

Les idées de Hunter, sur la ressemblance qui existe
entre les affections syphilitiques et celles qui ne le sont
pas, furent développées par Abernethy, qui commença à
en faire un nouveau système. Il fit paraître en 1804 un
mémoire *sur les maladies qui ressemblent à la syphilis* (2);
il y décrit plusieurs formes d'ulcères qui sont semblables
aux ulcères vénériens, qui sont admis comme tels par
les médecins, et qui cependant, selon lui, ne le sont pas.
Dans plusieurs cas des sypmptômes consécutifs survinrent et il ne nie pas moins la nature syphilitique des
accidents observés. Abernethy fonde surtout son opinion,

(1) *Observations on the effects of various articles of the
materia medica in the cure of lues venerea.* Londres, 1800,
2ᵉ édit. 1807.
(2) Abernethy. *Surgical orservations.* Londres, 1800,
pag. 108.

ainsi que Hunter, sur la non réussite du mercure dans les cas qu'il rapporte. Il donne à cette série de symptômes le nom de *pseudo-syphilis*. Il prétend que dans les affections pseudo-syphilitiques de la gorge, de la peau et des os, il existe constamment une lésion des organes digestifs. Carmichael donna encore une plus grande extension aux idées d'Abernethy : dans un ouvrage qui parut en 1814, il propose de donner à toutes les affections morbides des organes génitaux, produites par un coït impur, et aux symptômes consécutifs qui en sont la suite, le nom de *maladies vénériennes*, et de réserver le nom de *syphilis* au chancre huntérien et aux accidents consécutifs qui surviennent après lui, dont les plus caractéristiques sont, selon ce médecin, la syphilide squammeuse et l'ulcère excavé des amygdales. Carmichael enseigne en outre que chaque forme morbide primitive donne lieu à des symptômes secondaires différents ; il pense que les *affections vénériennes* se guérissent sans mercure, mais que la *vraie syphilis* ne cède qu'à ce remède (1).

D'après les doctrines que nous venons d'exposer, Abernethy et Carmichael avaient beaucoup restreint le nombre des cas dans lesquels le mercure doit être employé. Avant eux les partisans des acides minéraux avaient commencé à ébranler les anciennes doctrines. Clutterburg

---

(1) *Carmichael. An essay on the venereal diseases wich have been confounded with syphilis*, Dublin 1814. Carmichael a donné une nouvelle édition très augmentée de cet ouvrage en 1825. On voit par un article qu'il a publié dans le journal de Dublin, en 1838, que ce médecin conservait encore à cette époque les mêmes opinions.

avait aussi avancé en 1799 , que les chancres et les autres symptômes syphilitiques pouvaient quelquefois se guérir sans le secours du mercure ou de tout autre médicament. Il n'y avait de là qu'un pas à faire pour arriver à préconiser, d'une manière générale, un traitement non mercuriel. C'est en Angleterre qu'on avait émis toutes ces innovations; c'est dans le même pays qu'un système de traitement sans mercure des affections syphilitiques fut développé et trouva des partisans ; voici à quelle occasion : Pendant la guerre de plusieurs années que les Anglais soutinrent dans la péninsule ibérique contre l'empereur Napoléon, le docteur Fergusson , chirurgien en chef de leurs armées en Portugal , crut remarquer que les maladies vénériennes étaient très bénignes chez les habitants de ce pays , que les médecins portugais les traitaient sans mercure , et que cependant les syptômes consécutifs étaient assez rares , tandis que chez les soldats anglais , dont un grand nombre était atteint de la syphilis , les symptômes étaient très graves, résistaient au mercure et étaient souvent suivis d'accidents secondaires. Frappé de cette différence qu'il attribuait aux excès commis par ses compatriotes , à leur défaut de régime et à leur transplantation dans un climat très-chaud , Fergusson crut pouvoir en conclure que la syphilis, dans son état primitif est guérissable sans mercure en Portugal , et qu'elle y a tellement perdu de sa violence qu'après avoir affecté pendant un certain temps les divers systèmes , suivant sa marche ordinaire , elle s'épuise et cesse spontanément. Il ne crut cependant à l'inutilité du mercure que chez les Portugais, et il avoue que les moyens simples qui les guérissent sont tout-à-fait insignifiants chez les Anglais. De retour en Angleterre, Fergusson publia, en 1813, dans le tome 4 des *Transactions médico-chirurgicales* , un mémoire dans lequel il rendit compte de ses observations ; cet écrit fixa l'attention des médecins.

Le docteur Rose crut aussi, ainsi que Fergusson, avoir observé en Portugal et en Espagne des résultats très avantageux du traitement non mercuriel. Il revint en Angleterre et y entreprit le premier, dans un régiment de la garde dont il était chirurgien, des essais sur une méthode dont il avait vu les succès ; il commença d'abord à administrer le mercure à très faible dose et pendant très peu de temps ; voyant que cela lui réussissait il finit par n'en plus donner du tout ; il faisait garder le lit à ses malades, leur administrait à l'intérieur la salsepareille, les apéritifs, l'antimoine, l'acide sulfurique et mettait en usage des moyens locaux très simples ; il traita ainsi 148 malades sur lesquels plus du tiers eut des symptômes consécutifs, qui furent selon lui très légers. Le docteur Rose est le premier qui ait employé en Angleterre le traitement non mercuriel. Dans un mémoire qui parut en 1817, dans le tome 8 des *Transactions médico-chirurgicales* , il rendit compte des résultats de sa pratique. Il ne prétend point bannir le mercure ; il soutient seulement que les cas qui réclament son emploi d'une manière absolue sont moins fréquents qu'on ne l'a cru jusqu'ici.

Comme les succès obtenus par le traitement non mercuriel par les médecins espagnols et portugais ont engagé les anglais à le mettre en usage dans leur pays, et comme c'est de l'Angleterre que cette nouvelle méthode s'est répandue dans l'Allemagne et le nord de l'Europe, voyons si les faits observés en Portugal et en Espagne sont si bien prouvés qu'ils n'aient pas trouvé de contradicteurs. Le docteur Huber, médecin allemand, qui a exercé l'art de guérir dans la péninsule ibérique, atteste la vérité des faits que Fergusson et Rose disent y avoir observés (1); mais le docteur Henry Robertson, médecin de l'armée anglaise à Lisbonne, les contredit de la manière la plus formelle. Dans un mémoire, publié en 1818 (2), il affirme que dans aucune capitale de l'Europe on ne voit autant d'individus mutilés et défigurés qu'à Lisbonne; il dit que ses amis en ont été témoins comme lui, et qu'il meurt plus de personnes de la syphilis en Portugal que dans tous les autres pays de l'Europe. Il ajoute que les Portugais ont une très grande répugnance pour le mercure, mais que c'est un préjugé populaire qu'ils paient bien cher, et qui n'est point partagé par les médecins instruits; seulement ils emploient ce remède à dose moindre que les Anglais. Robertson affirme avoir partout observé, sur les bords de la Méditerranée, que dans les endroits où l'on traitait les symptômes primitifs de la syphilis sans mercure, les affections cutanées et autres symptômes consécutifs étaient très fréquents, tandis qu'ils étaient très rares dans les endroits où l'on mettait en usage le mercure.

Peu après le docteur Rose, le docteur Guthrie se prononça en faveur des nouvelles doctrines (3), et cependant

(1) *Bemerkungen über die Geschichte und Behandlung der venerischen Krankheiten.* Stuttgard, 1825, pag. 86.

(2) *London med. Repository.* tom. 9. 1818. p. 459-465.

(3) *Observations on the treatment of syphilis* (Medico-chirurg. Transactions; tom. 9, 1817. Le mémoire de Gu-

le mémoire qu'il a publié à ce sujet pourrait plutôt passer pour un plaidoyer en faveur des doctrines anciennes. En effet, il avoue que de 1801 à 1809 , étant chirurgien dans un régiment, il a chez presque tous les malades atteints d'ulcères syphilitiques qui ne guérissaient pas en deux ou trois semaines, employé le mercure à dose modérée, et très peu ont eu des symptômes secondaires, quoiqu'il ait pu les observer pendant plusieurs années après leur guérison; aucun n'est devenu impropre au service. Il dit ensuite que dans un district de l'Angleterre sur 521 malades traités par le mercure, dix seulement éprouvèrent des récidives, et que dans l'armée anglaise qui séjourna en France pendant l'invasion, on n'observa que quatorze fois des accidents consécutifs sur 1,400 malades. Ce sont là sans doute des résultats bien satisfaisants ; cependant le docteur Guthrie n'en prétend pas moins que tous les symptômes vénériens peuvent être guéris sans mercure, quoique plus lentement dans presque tous les cas chroniques. Ayant lui-même employé le traitement non mercuriel dans l'hôpital d'Iork sur environ cent malades atteints d'ulcères, six seulement ont eu des accidents secondaires ; mais il dit n'avoir pu observer pendant longtemps les malades après leur sortie ; c'est donc là une expérience tout-à-fait incomplète. Au reste, ce médecin est assez modéré dans ses opinions : il avoue que le mercure est le moyen le plus efficace dans tous les cas opiniâtres quand la période inflammatoire est écoulée; il veut, dit-il, combattre la théorie d'un virus spécifique et d'un remède spécifique, mais non le remède lui-même.

thrie a été traduit en français dans le *Journal complémentaire du Dictionnaire des sciences médicales ;* tom. 22, p. 116.

Les essais de traitement sans mercure faits par les docteurs Rose et Guthrie firent bien quelque sensation ; mais il manquait encore à la nouvelle doctrine de compter dans ses rangs un médecin dont la haute renommée pût faire une vive impression et lui attirer des partisans au dehors. Elle réussit bientôt à en attirer un : ce fut le docteur Jean Thomson, professeur au collège de chirurgie d'Edimbourg et chirurgien de l'hôpital du dépôt de cette ville. Dans un mémoire qu'il fit insérer dans le *Journal medico-chirurgical d'Edimbourg*, en décembre 1817, il se déclare ouvertement en faveur du traitement non mercuriel ; il affirme que dans l'hôpital confié à ses soins, il n'a jamais, depuis 1816, employé le mercure dans les symptômes primitifs et consécutifs de la syphilis, et que cependant les chancres et les bubons guérissaient, sous l'influence du régime antiphlogistique, du repos, de la situation horizontale et des moyens locaux adoucissants, aussi vite que si l'on eût mis en usage le mercure. Il dit que dans sa pratique civile la même méthode fut suivie de résultats aussi heureux. Il avoue cependant qu'après la guérison des chancres il restait encore longtemps une place élevée et livide qui se changeait facilement en un nouveau chancre quand elle était négligée ou irritée d'une manière quelconque. Un dixième des malades traités par sa méthode eut des accidents consécutifs, et on les observa surtout chez ceux dont la guérison des ulcères primitifs avait été longue et avait laissé une cicatrice dure ; ces symptômes consécutifs consistèrent en des ulcères de la gorge peu graves et des éruptions cutanées qui avaient une marche chronique et qui se guérissaient lentement, mais sans mercure. Thomson pense

bien que peut-être ces affections de la peau auraient
guéri plus vite par les préparations mercurielles, mais il
n'est pas certain qu'elles n'auraient pas produit d'autres
symptômes fâcheux. Il affirme que les malades traités
sans mercure n'ont présenté ni des ulcères profonds et
putrides de la bouche, de la gorge, du nez et de la peau,
ni des affections douloureuses des os. Thomson se demande, si d'après les faits observés par lui et par d'autres
on doit rejeter le mercure comme un agent inutile ou nuisible. Il n'ose pas répondre d'une manière décisive à cette
question ; il pense bien qu'il n'est pas douteux que les
mercuriaux abrègent le cours de la syphilis ; mais il est
d'avis que le temps finira par nous convaincre qu'ils ne
sont pas nécessaires pour sa guérison. Il vante beaucoup
la salsepareille, et il affirme que bien avant 1816 il avait
conçu des doutes sur l'action du mercure, d'après les
guérisons obtenues avec les acides minéraux, d'après les
opinions d'Abernethy sur la pseudo-syphilis et d'après la
difficulté de distinguer les ulcères vénériens de ceux qui
ne le sont pas.

Thomson affirme qu'à l'époque où il écrivait le traitement sans mercure était déjà adopté généralement dans
les hôpitaux militaires de la Grande-Bretagne. Ses opinions
eurent beaucoup de retentissement à cause de sa position
élevée : un grand nombre d'élèves suivirent sa pratique et
propagèrent la nouvelle méthode dans les autres pays,
principalement en Amérique et dans le nord de l'Europe :
on a même assez généralement en Angleterre et en Allemagne donné le nom de méthode de Thomson au traitement
sans mercure.

Parmi les élèves du professeur Thomson, on doit comp-

ter le docteur Hill , dont le mémoire publié en 1822 (1)
passe pour un exposé fidèle de la doctrine de son maître.
Ce médecin a traité 339 ulcères primitifs sans mercure ,
parmi lesquels il avoue que plusieurs n'étaient pas syphilitiques ; sur ce nombre, 19 éprouvèrent des symptômes
consécutifs qui cédèrent aussi sans mercure. Son traitement consistait dans le repos au lit , un régime sévère,
les évacuations sanguines et les purgatifs , tels que les sels
neutres, le jalap , l'huile de ricin. Il dit que quand on re-
nonçait à la situation horizontale, et au régime sévère,
les chancres qui étaient presque guéris s'aggravaient souvent en quelques heures.

Nous ne dirons que très peu de choses des méthodes
employées par les docteurs Thomas Alcock (2), J. Cole (3)
et Hennen, qui ont écrit à peu près à la même époque parce
qu'elles diffèrent peu des précédentes ; et nous ne par-
lerons pas des traitements mis en usage par les docteurs
Bartlett, Pope, Evans et quelques autres. Le docteur
Alcock recommande la cautérisation des ulcères primitifs
dès leur principe. Le docteur Cole nie l'existence du virus syphilitique et il attribue la fréquence des ulcères des
organes génitaux à la malpropreté. Le docteur Hennen
vice-inspecteur des hôpitaux militaires d'Ecosse , a donné
des tableaux statistiques exacts des symptômes primitifs
et consécutifs qui ont été traités sous sa direction, du
temps nécessaire pour le traitement et de l'époque à la-

____

(1) Les mémoires des docteurs Hill et Thomson ont été
traduits en français dans le *Journal complémentaire du
Dictionnaire des sciences médicales;* tom. 18 et 22.
(2) *London medic. Repository.* 1818.
(3) *London Medic. Repository;* tom. 14, 1820.

quelle les accidents secondaires parurent. On voit par ces tableaux que sur 407 malades traités sans mercure, 46 furent atteints de symptômes consécutifs (1); ces résultats sont loin d'être satisfaisants.

Les médecins américains ne tardèrent pas à suivre les anglais dans le traitement de la maladie vénérienne sans mercure. Le docteur Harris, médecin de l'hôpital de la marine à Philadelphie, prétend même qu'ils les ont précédés, et que longtemps avant le mémoire de Fergusson, le docteur Chapmann, professeur à l'université de Pensylvanie, et le docteur Dewees avaient renoncé au mercure. Quoi qu'il en soit, les médecins d'Amérique surpassèrent encore ceux d'Angleterre en exagération. En effet, ces derniers avaient tous avoué que les symptômes consécutifs sont plus fréquents après le traitement non mercuriel qu'après le traitement par le mercure; le docteur Harris soutient le contraire ; il avoue cependant que le mercure produit quelquefois d'excellents effets ; mais comme il n'est pas possible de distinguer les cas dans lesquels il sera avantageux de ceux dans lesquels il sera nuisible, il pense qu'il vaut mieux s'en abstenir (2).

Le docteur Rousseau, autre médecin américain, surpassa encore le docteur Harris en exagération (3) ; il nie

(1) On trouve ces tableaux dans le Journal complémentaire du Dictionnaire des sciences médicales ; tom. 14, p. 220.

(2) Le mémoire du docteur Harris a été traduit dans le *Journal complémentaire du Dictionnaire des sciences médicales*, tom. 26.

(3) *On venereal complaints.* (American med. Recorder ; 1820, tom. 3.

l'existence du virus syphilitique, et dit que la contagion n'est produite que par l'âcreté des mucositées sécrétées par les organes génitaux ; il prétend que le mercure est complètement inutile dans le traitement de la syphilis, et qu'il n'est bon qu'à produire des symptômes consécutifs.

Les autres médecins d'Amérique qui ont écrit en faveur du traitement non mercuriel sont : les docteurs Phinney, Stevens, Ware et quelques autres.

On a publié en Angleterre un résumé statistique des essais faits sur les diverses méthodes de traitement de la syphilis ; ce document important est une circulaire adressée par les docteurs M. Gregor et W. Franklin, aux chirurgiens des régiments de l'armée anglaise, le 2 avril 1819 ; en voici le précis (1).

Depuis le mois de décembre 1816 jusqu'au mois de décembre 1818, on a traité sans mercure 1,940 soldats atteints d'ulcères de la verge ; les uns avaient le caractère de chancre huntérien, d'autres ne la présentaient pas. Sur ces 1,940 malades, 96 offrirent des symptômes sécondaires ; mais il faut remarquer que sur ces 1,940 malades on fut obligé d'avoir recours aux préparations mercurielles dans 65 cas, parce que les ulcères ne se cicatrisaient pas ou s'étendaient, ou bien parce que des bubons qui étaient survenus ne pouvaient pas se cicatriser. Sur les 96 malades atteints de symptômes sécondaires, 12 seulement furent traités par le mercure. Le terme moyen du traitement

(1) Cette circulaire a été publiée par le docteur Hennen ; on la trouve dans le *Journal complémentaire du Dictionnaire des sciences médicales;* tom. 14, pag. 224.

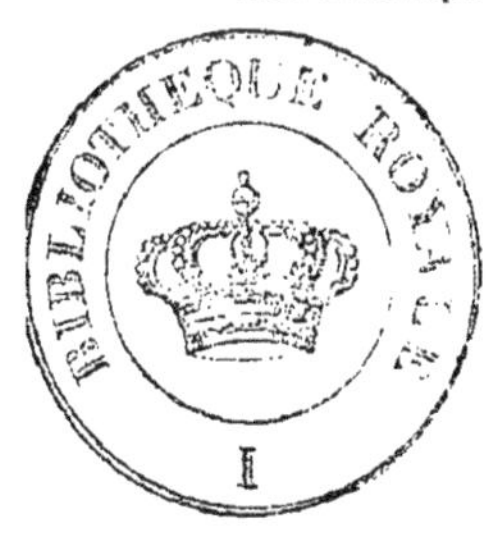

chez ceux qui n'avaient pas de bubons fut de 21 jours, et chez ceux qui en présentèrent, de 45 jours. Parmi les moyens locaux qu'on mit en usage, on eut recours souvent à une solution de sublimé, ou à un mélange d'eau de chaux et de calomel, qui sont des préparations mercurielles.

Pendant le même espace de temps, depuis le mois de décembre 1816 jusqu'au mois de décembre 1818, on fit aussi des essais comparatifs avec le traitement mercuriel, et voici quel en fut le résultat : sur 2,827 malades atteints d'ulcères du pénis, 71 seulement furent atteints de symptômes consécutifs ; à la vérité le traitement fut un peu plus long, mais les auteurs du rapport avouent que les ulcères qui furent traités par le mercure, avaient en plus grand nombre le caractère huntérien. Ils prétendent aussi que les symptômes consécutifs qui eurent lieu, offrirent plus d'intensité et de ténacité que ceux qu'on observa après le traitement sans mercure.

Ce document dont on a fait un grand bruit, est loin d'être favorable aux nouvelles doctrines. En effet on y voit que parmi les malades qui furent traités sans mercure, le nombre des récidives fut 1 sur 19, tandis qu'il ne fut que de 1 sur 45 par le traitement mercuriel. Il est vrai que dans le premier cas la guérison fut un peu plus prompte ; mais si l'on n'eut pas eu recours au mercure, chez 65 malades, la proportion eût été probablement plus que rétablie. On avoue d'ailleurs que les chancres huntériens ont été plus nombreux parmi les individus soumis au traitement mercuriel. Enfin, quand le rapport a été écrit, il n'y avait que trois mois que les essais avaient été terminés ; il a pu se manifester plus tard beaucoup de rechutes, et cette

conjecture est fortement corroborée par l'assertion d'un médecin allemand, le docteur C. H. Schmidt (1) qui ayant en
1817, visité l'hôpital de la division à Valenciennes, y
trouva 50 malades de l'armée anglaise qui occupait alors
la France, atteints de symptômes consécutifs, consistant
principalement en des affections cutanées qui ne cédaient
qu'avec peine aux préparations mercurielles et antimonia-
les; ces malades avaient été traités sans mercure cinq ou
six mois avant par les docteurs Pope et Evans.

Si plusieurs médecins d'Angleterre disent avoir réussi
à guérir tous les symptômes vénériens sans mercure,
d'autres praticiens de ce pays qui ont fait les mêmes essais,
assurent aussi avoir échoué. Ainsi le docteur A. Colles,
chirurgien de l'hôpital Steevens de Dublin, auteur d'un
ouvrage récent sur la syphilis, affirme qu'à l'époque où
l'on commença à vanter les nouvelles doctrines, il voulut
ainsi que ses collègues traiter les vénériens par la méthode
antiphlogistique. On l'employa surtout chez des sujets qui
n'avaient jamais fait usage de préparations mercurielles.
Le docteur Colles dit qu'il put ainsi que les autres médecins de l'hôpital Steevens, se convaincre que cette méthode
ne peut pas être mise en pratique chez les ouvriers qui
vivent du travail de leurs mains. En effet il assure que ces
individus restaient pendant deux ou trois mois après leur
sortie dans un état de faiblesse extrême, accompagné d'a-
maigrissement, qu'ils ne pouvaient pas reprendre leurs travaux habituels, et qu'ils étaient ensuite obligés de rentrer

(1) *Medicinisch-chirurgische Zeitung;* von J. N. Ehrhard,
1822; t. 2, page 35.

dans l'hôpital atteints de nouveaux symptômes. En outre,
leur séjour dans les salles était extrèmement long, et d'autant plus pénible pour eux qu'ils voyaient les autres malades guérir très promptement quand ils prenaient du mercure. Le docteur Colles voulut employer la même méthode
dans sa pratique civile et il ne fut pas plus heureux ; il vit
souvent des récidives survenir au bout de très peu de
temps.

Le docteur Otto, de Copenhague (1), qui a parcouru en
observateur les diverses villes de la Grande-Bretagne, affirme que dans l'hôpital Loock de Glasgow, le docteur
Brown ayant voulu traiter les vénériens sans mercure, fut
obligé d'y renoncer, parce que le traitement était tellement long, que les salles s'encombraient de malades. Dans
l'hôpital des vénériens de Dublin, les docteurs Cleghorn et
Egan, observèrent la même longueur de traitement. En
outre, les symptômes consécutifs survinrent en si grand
nombre, qu'ils se virent forcés d'avoir recours à d'autres
méthodes. Ils observèrent aussi des affections des os qui,
selon les partisans de nouvelles doctrines, ne se manifestent qu'après le traitement mercuriel. Le docteur Otto assure que quelques autres médecins des hôpitaux d'Angleterre n'ont pas été plus heureux dans leurs essais, et son
témoignage n'est pas suspect, puisqu'il est lui-même
favorable aux nouvelles doctrines. Enfin le docteur
H. J. Johnson, chirurgien de l'hôpital Loock de Londres,
qui a fait dans cet établissement des expériences compara-
tives nombreuses sur les diverses méthodes de traiter la

(1) Græfe und Walther, *Journal*; t. 8.

syphilis, a cru pouvoir en conclure que le mercure était non seulement utile, mais indispensable pour guérir cette maladie, et que les ulcères vraiment syphilitiques traités sans mercure, étaient suivis promptement de symptômes sécondaires (1).

Après avoir eu, pendant quelques années, une grande vogue en Angleterre, principalement parmi les chirurgiens militaires, les nouvelles doctrines y virent peu à peu diminuer le nombre de leurs partisans. En 1829, nous les voyons encore défendues par le docteur Maddox Tilley (2); mais, la même année, le docteur Bacot publia un ouvrage; plein d'érudition, dans lequel il soutint que dans la très grande majorité des cas d'affections vénériennes, le mercure est le remède le plus efficace. Dans les leçons qu'il a données en 1833 à l'université de Londres, le célèbre Samuel Cooper (4), considère le mercure comme le médicament qui mérite le plus de confiance dans la syphilis; il le regarde aussi comme possédant à un haut degré la propriété de prévenir les symptômes consécutifs. Le docteur Wallace, médecin de l'hôpital des maladies de la peau de Dublin (5), est aussi d'avis qu'il est possible de guérir la

(1) H. J. Johnson. *On the treatment of syphilis without mercury.* (London medico - chirurgical Review. Janv. 1835.)

(2) *A pratical treatise on diseases of the genitals of the male.* Londres, 1829; in-8.

(3) *A treatise on syphilis.* Londres, 1829; in-8.

(4) Behrend. *Syphilidologie*; tom. 1, page 45.

(5) Wallace. *A treatise on the venereal diseases and its varieties.* Londres, 1835; in-8, 2ᵉ édit., 1838.

syphilis sans mercure dans bien des cas ; mais que cependant ce remède hâte la guérison , et diminue la crainte de la syphilis constitutionnelle. Ce médecin est grand partisan de la cautérisation des ulcères ; il a cherché à préciser les cas dans lesquels le mercure convient, et ceux dans lesquels il faut lui préférer les préparations d'iode.

Notre collègue, le docteur Baumès, qui a visité l'Angleterre en 1835 , affirme qu'alors on employait à Londres le traitement mercuriel dans presque tous les hôpitaux ; il accuse même les Anglais d'en faire abus (1). Depuis cette époque le docteur Judd a publié un traité de l'urètrite et de la syphilis (2) ; il soutient l'identité du virus blenorrhagique et syphilitique ; il administre souvent le mercure , mais il pense que, donné à petite dose et pendant un court espace de temps, il est plus nuisible qu'utile : selon lui il favorise alors l'absorption du virus et la production des symptômes consécutifs. Il rapporte que sur dix malades atteints d'ulcères primitifs, qu'il traita sans mercure, cinq eurent des symptômes secondaires dans l'espace de trois ans, tandis que sur dix malades qui prirent pendant neuf jours seulement de petites doses du même médicament, cinq éprouvèrent des accidents consécutifs dans l'année. Le docteur A. Colles, auteur d'un des derniers ouvrages qui aient paru en Angleterre sur la syphilis, regarde le mercure comme le meilleur remède contre les

<hr>

(1) *Aperçu médical des hôpitaux de Londres où sont traitées les maladies vénériennes et les maladies de la peau.* Paris, 1835 ; in-8.

(2) *A pratical treatise on urethritis and syphilis.* Londres, 1836 ; in-8.

symptômes primitifs et consécutifs de cette maladie ; mais il pense que pour que son efficacité soit plus certaine, il faut l'administrer de manière à ce qu'il affecte les glandes salivaires (1). Nous lisons dans la syphilidologie du docteur F. J. Behrend de Berlin (t. 1, p. 547, et t. 2, p. 630), que dans deux séances de la Société médicale de Londres, tenues le 30 avril 1838 et le 9 décembre 1839, une discussion importante s'est élevée sur le traitement de la syphilis. La plupart des médecins qui assistaient à ces séances furent d'avis que la méthode antiphlogistique est très incertaine et très insuffisante dans les symptômes primitifs, que le mercure est toujours le remède le meilleur et le plus sûr, et après lui les préparations d'iode, principalement dans les accidents secondaires et tertiaires.

D'après ce que nous venons d'exposer, on voit que les nouvelles doctrines sur le traitement sans mercure ne comptent plus aujourd'hui qu'un très petit nombre de partisans en Angleterre où elles ont pris naissance. Les docteurs Rose, Guthrie, J. Cole et quelques autres de ceux qui les ont préconisées les premiers y ont renoncé depuis plusieurs années (2) ; cependant le professeur J. Thomson, d'Edimbourg, leur est resté fidèle, et le docteur Murphy, de Londres, vient encore de publier, en 1839, un ouvrage dans lequel il soutient que le mercure

---

(1) A. Colles. *Practical observations on the venereal disease and of the use of mercury.* Londres et Dublin, 1837 ; in-8.

(2) Behrend. *Syphilidologie* ; t. 2, page 630.

est la seule et unique cause des symptômes secondaires de
la syphilis (1).

Laissons maintenant l'Angleterre et suivons l'origine
et les progrès des nouvelles doctrines médicales en France. Vers la fin du dernier siècle, presque tous les médecins français employaient le mercure dans les maladies
vénériennes, et croyaient même que l'on ne pouvait pas
guérir sans son usage. Le traitement par extinction y
avait déjà de nombreux partisans. Cullérier oncle, qui
jouissait alors d'une grande réputation, contribua encore
à le faire adopter d'une manière plus générale. Cependant
on assure que dès cette époque et au commencement de
ce siècle, plusieurs médecins ou chirurgiens militaires,
entr'autres MM. Puel, Gallée, Sarleson, Ribes père, Ké-
raudren et Devergie aîné traitaient déjà beaucoup de
vénériens sans mercure. Les doctrines d'Abernethy, et de
quelques autres médecins anglais sur la pseudo-syphilis,
furent peu connues en France et n'y eurent pas de partisans. En 1811, un anonyme soutint la non existence du
virus vénérien (2). En 1816, M. Jourdan émit la même opinion dans le *Journal universel des sciences médicales* ; il

(1) Murphy. *Practical observations showing that mercury
is the sole cause of what is termed secondary syphilis.* Londres, 1839 ; in-8.

(2) Voici le titre de cet écrit : *Sur la non existence de la
maladie vénérienne ; ouvrage dans lequel il est prouvé que
cette maladie inventée par les médecins du quinzième siècle,
n'est que la réunion d'un grand nombre d'affections morbifi-*

soutint qu'il n'existe pas de maladie vénérienne, qu'il existe seulement des maux vénériens locaux qui ont été connus de tous les temps chez les nations civilisées. Les idées de M. Jourdan auraient fait peu de sensation et n'auraient pas tardé sans doute à être oubliées sans l'immense influence qu'exerça alors en France la doctrine physiologique de Broussais ; elle seule a fait adopter en France la méthode de traiter les maladies vénériennes sans mercure, et les écrits ainsi que les expériences des médecins anglais n'y ont eu que très peu de part. Comme la doctrine physiologique n'admettait aucune maladie spéciale, comme elle ne voulait reconnaître que des inflammations, et ne conseillait que des remèdes anti-phlogistiques, elle ne pouvait guère s'accomoder de l'existence du virus syphilitique et de l'action du mercure, elle chercha donc à les combattre. Dans son premier examen des systèmes de nosologie, publié en 1816, Broussais évita de se prononcer sur les maladies vénériennes ; mais dans ses leçons il commença à développer ses opinions à leur sujet; et dans son deuxième examen, qui parut en 1821, il enseigne (prop. 405 et suiv.), que la syphilis est une irritation qui occupe l'extérieur du corps, et que l'on prévient sa répétition, qui forme la diathèse, en l'attaquant dés son début par les antiphlogistiques locaux et surtout par les sangsues abondantes. Il ajoute que l'irritation syphilitique invétérée cède aux antiphlogistiques et à l'abstinence ; mais comme cette cure est pénible, on préfère

ques de nature différente, dont on attribue la cause à un virus contagieux qui n'a jamais existé. Strasbourg 1811 ; in-8.

le mercure et les sudorifiques. Broussais dit encore que le
mercure et les sudorifiques ne guérissent la syphilis qu'en
exerçant la révulsion sur les capillaires dépurateurs et
qu'ils doivent être employés à l'intérieur avec beaucoup
de prudence, autrement ils développeraient des gastro-
entérites. Broussais attribue aussi les symptômes consécutifs à la sympathie qui existe entre les organes qui en
sont le siège et les parties génitales. On voit qu'en 1821,
le fondateur de la médecine physiologique se prononçait
encore timidement contre le mercure; ses élèves ne tardèrent pas à aller plus loin.

M. le docteur Charmeil paraît être le premier qui ait
fait en France des essais de traitement sans mercure sur
un grand nombre de malades (1); il les commença dans
l'hôpital militaire de Metz, en 1820, et les continua ensuite; mais ils furent peu connus, parce que M. Charmeil
n'en publia pas le résultat. En 1823, M. Richond-Desbrus
commença de semblables essais dans l'hôpital militaire de
Strasbourg. Depuis le mois de mars 1823 jusqu'au mois
d'août 1824, il reçut dans ses salles 1655 malades, dont
342 furent soumis au traitement mercuriel pour comparer
les effets des deux méthodes. Il prétendit que sa pratique
lui avait appris que la méthode simple est incontestable-
ment plus avantageuse que l'autre.

Pendant que l'on faisait les premiers essais sur le traitement sans mercure dans les hôpitaux militaires de Metz

______

(1) M. le docteur Bégin émet cette opinion dans une
note préliminaire qui précède le 25ᵉ volume du *Recueil de
Mémoires de médecine, chirurgie et pharmacie militaires.*

et de Strasbourg , on vit paraître plusieurs écrits pour la défense des nouvelles doctrines. Le premier fut un mémoire de M. Dubled (1) ; l'auteur s'y distingua par l'exagération de ses opinions : selon lui la maladie vénérienne n'est point due à l'existence d'un virus, elle reconnaît pour cause l'exercice immodéré des organes qu'elle attaque, joint à l'action de tous les excitants qui peuvent y être appliqués immédiatement. Les symptômes qu'on a appelés consécutifs n'ont aucun rapport avec les affections de l'appareil génital ; ils sont le résultat d'une excitation locale et sont dus, le plus souvent, au traitement mercuriel ; enfin le mercure, à cause de son action stimulante , ne peut guérir les accidents syphilitiques qui sont un effet de l'inflammation des tissus où ils siègent. Les principes émis par M. Bobillier (2) ont beaucoup de rapport avec ceux de M. Dubled et n'offrent guère moins d'exagération. M. Lefebvre publia en 1824, dans les *Bulletins de la Société médicale d'Emulation*, un mémoire dans lequel il soutint qu'il n'existe pas de virus vénérien , que le mercure n'a point d'action spécifique contre la syphilis et que

(1) *Recherches physiologico-pathologiques sur la nature de la maladie vénérienne.* (Annales de la médecine physiologique ; 1823 , tom. 4, pages 376-440.) Broussais ajouta une note à ce mémoire pour combatre les idées trop exagérées de l'auteur. Cet opuscule de M. Dubled a été réimprimé en 1829.

(2) *Réflexions et observations sur les irritations vénériennes et leur complication avec la gastro-entérite.* (Journal universel des sciences médicales. 1825, tom. 4, pages 257-290.

la plupart des maladies consécutives attribuées au virus vénérien sont le résultat des traitements mercuriels employés sans mesure. La même année on vit paraître dans les *Archives de médecine* et dans le *Journal complémentaire du Dictionnaire des sciences médicales*, un mémoire dans lequel M. Richond-Desbrus développa les théories qui servaient de base à sa pratique ; il y nia aussi l'existence du virus syphilitique, et prétendit que la maladie vénérienne n'est qu'un composé de phénomènes divers produits par l'irritation ; que les ulcères syphilitiques primitifs ne présentent point de caractères distinctifs au moyen desquels on puisse les différencier de ceux produits par une cause différente ; que le développement des syptômes vénériens peut avoir lieu spontanément, sans contact d'un pus irritant, par le seul usage immodéré des plaisirs de l'amour, surtout dans les climats brûlants ; que l'usage du mercure est dans beaucoup de circonstances la cause prédisposante des symptômes consécutifs. Dans les accidents primitifs M. Richond conseille le repos, la diète, les évacuations sanguines ; il recommande l'application des sangsues sur les ulcères même et proscrit l'usage des onguents ; il les remplace par des bains locaux, émollients ou narcotiques ; dans les bubons indurés il conseille beaucoup les frictions iodées. Selon lui le mercure n'a point de propriété spécifique contre la syphilis, il n'agit que comme stimulant local ou comme révulsif. M. Richond développa encore davantage ses opinions dans son volumineux ouvrage *sur la non existence du virus vénérien*, qui a paru en 1826. Il y donna un très grand nombre d'observations de symptômes primitifs et consécutifs guéris sans mercure.

De tous les médecins français M. Desruelles est celui qui a publié les résultats du plus grand nombre d'expériences favorables aux nouvelles méthodes et qui les a accompagnés des détails les plus circonstanciés. Il a fait paraître en 1828 et 1829 deux mémoires contenant les résultats comparatifs des essais qu'il a faits dans l'hôpital du Val-de-Grâce, depuis le 16 avril 1825 jusqu'au 31 juillet 1827, sur les traitements mercuriels et non mercuriels (1). Selon M. Desruelles quand les malades n'ont point pris de mercure leur séjour dans l'hôpital a été beaucoup moins long que quand ils ont fait usage de ce remède ; et quelle qu'ait été la méthode de traitement, la guérison a toujours été plus prompte quand les malades ont été soumis au régime végétal et adoucissant que quand ils ont employé un régime animal et stimulant. D'après cela M. Desruelles croit pouvoir considérer le régime végétal et adoucissant comme la base du traitement des maladies vénériennes. Il y joignait des boissons délayantes, abondantes, le repos, une diète très sévère et les soins de propreté, et il faisait un grand usage des saignées et surtout des sangsues. Sur plus de 900 malades traités sans mercure en 1826 et 1827, il affirme que 38 ont eu des récidives sur lesquelles onze seulement peuvent être considérées comme ayant été atteints de syptômes consécutifs. Des observations qu'il a recueillies , M. Desruelles croit pouvoir conclure dans son premier mémoire,

(1) Ces deux mémoires de M. Desruelles occupent les tomes 25 et 27 du *Recueil de Mémoires de médecine , de chirurgie et de pharmacie militaires.*

(p. 246) que le mercure est inutile dans le traitement des maladies vénériennes et qu'il est même nuisible puisqu'il retarde la guérison. Aussi il affirme (p. 157,) n'avoir pas donné un atome de ce remède dans les accidents primitifs et consécutifs, depuis le 1er janvier 1827 jusqu'à l'époque où il écrivait.

M. Jourdan qui, en 1816, avait déjà nié l'existence du virus syphilitique, publia en 1826 un *Traité complet des maladies vénériennes*, dans lequel il soutient de nouveau que le virus vénérien n'existe pas, que les symptômes primitifs sont le produit de l'irritation, et que les affections secondaires dépendent de la sympathie qui existe entre les parties de l'organisme, enfin qu'aucune de ces maladies n'est héréditaire. M. Jourdan ne pense cependant pas que l'on doive bannir du traitement de la syphilis le mercure qu'il regarde comme un puissant révulsif; mais il est d'avis qu'il est inutile ou même dangereux d'y avoir recours toutes les fois que la méthode antiphlogistique peut réussir.

M. Devergie fit paraître en 1826 les premières livraisons de sa *Clinique des maladies syphilitiques;* il y admit aussi les principes de l'école physiologique. On y trouve un tableau statistique des résultats qu'il a obtenus au Val-de-Grâce sur 1380 vénériens qu'il a traités par la méthode antiphlogistique. Selon lui les récidives sont moins fréquentes que par le traitement mercuriel, et le séjour des malades à l'hôpital est moins long. M. Devergie ne s'est pas contenté de faire connaître les résultats de sa pratique, il a encore donné des tableaux statistiques des résultats obtenus dans plusieurs hôpitaux militaires de France et dans divers hôpitaux d'Angleterre, d'Alle-

magne et de Suède. D'après un tableau général on voit
que 39,344 malades avaient déjà été alors traités sans
mercure dans ces établissements. La deuxième partie de
l'ouvrage de M. Devergie renferme un grand nombre d'observations de symptômes syphilitiques graves qui , après
avoir été souvent exaspérés par des préparations mercurielles administrées inconsidérément, malgré un état inflammatoire, ont été ensuite guéris par le traitement
simple. M. Devergie ne rejette cependant pas absolument
le mercure dans tous les cas ; il avoue qu'il a guéri et
guérira encore des accidents syphilitiques récents et consécutifs, mais il pense que très souvent il exaspère le
mal en déterminant des affections dégénérées syphilitico-
mercurielles.

Un grand nombre de vénériens ont été traités sans mercure dans divers hôpitaux militaires de France, entr'autres dans celui de Bayonne par M. Bequart, dans celui de
Lille par M. Latour et dans celui de Rennes par MM. Ra-
patel et Desruelles. On peut en voir le résultat dans la
Clinique de la maladie syphilitique par M. Devergie.

En France comme en Angleterre ce sont surtout les
chirurgiens militaires qui ont préconisé le traitement
sans mercure ; mais dans les deux pays il s'est trouvé des
praticiens qui ayant voulu faire des essais d'après les nouvelles méthodes n'ont point obtenu des résultats aussi
avantageux que leurs collègues. Ainsi nous lisons dans
le tome 35ᵉ du *Recueil de mémoires de médecine et de chirurgie militaires* (p. 265), que les officiers de santé en chef
de l'hôpital de Maubeuge ayant employé la méthode antiphlogistique chez un certain nombre d'individus, elle a
rarement réussi, même dans les cas les plus légers ; il a

presque toujours fallu recourir aux mercuriaux. Les officiers de santé en chef de l'hôpital militaire de Toulon affirment aussi que leur pratique leur a toujours prouvé que si le traitement antiphlogistique est utile au début pour diminuer les symptômes inflammatoires, il faut recourir ensuite au mercure pour obtenir une cure radicale et pour prévenir les récidives. Enfin, plusieurs autres chirurgiens militaires, entr'autres MM. Sorbé, Frémanger, Léonard fils, Fradin assurent également avoir constaté l'inefficacité de la méthode antiphlogistique. M. Malapert dit que les résultats qu'il voit de tous côtés l'ont empêché de la mettre en usage (1). Enfin, en 1829 le général qui commandait alors à Lyon envoya un chirurgien militaire pour traiter par la méthode antiphlogistique les soldats qui étaient malades dans cet hospice. Nos anciens collègues, les docteurs Repiquet et Bienvenu, nous ont attesté qu'on avait été bientôt obligé de renoncer à ce traitement, parce qu'on n'en obtenait pas de succès.

Pendant que divers écrits paraissaient en France en faveur des nouvelles doctrines, M. Lagneau faisait imprimer, en 1828, la sixième édition de son traité des maladies syphilitiques, dont les opinions sont entièrement favorables aux méthodes anciennes. A peu près à la même époque M. Petit (de l'île de Rhé), ancien interne de l'hôpital des vénériens, publia des *propositions sur la syphilis*, dans lesquelles il combattit plusieurs des principes des doctrines nouvelles. Quelques articles contre ces doctrines fu-

____

(1) *Recueil de Mémoires de médecine et chirargie militaires*; tom. 35.

rent aussi insérés dans divers journaux ; M. Devergie répondit à toutes ses critiques dans une série d'articles qui parurent en 1829 dans les *Annales de la médecine physiologique*. M. Petit publia, en 1830, un opuscule en réponse à M. Devergie.

Les écrits qui avaient paru en faveur des nouvelles doctrines et les nombreux essais de traitement sans mercure faits dans les hôpitaux français et étrangers, dont on avait publié les résultats, avaient fixé à un haut degré l'attention des médecins; ils étaient vivement frappés de la dissidence qui se manifestait de toute part sur la nature et le traitement de la syphilis. C'est dans cet état des esprits que la section de médecine de la Société royale académique de Nantes adressa, en 1835, à tous les corps savants avec lesquels elle correspondait une circulaire par laquelle elle les engageait à soumettre à une discussion orale ou écrite des questions relatives à l'existence du virus syphilitique, à l'utilité du mercure et à l'efficacité de la méthode antiphlogistique dans le traitement des affections vénériennes, et à recueillir sur l'ensemble de ces questions la majorité numérique des opinions.En même temps, elle engagea les médecins de Nantes à se réunir et à former un congrès dans lequel les diverses opinions seraient discutées. La Société de médecine de Lyon répondit à l'appel de celle de Nantes par un rapport qui fut fait, le 26 novembre 1835, au nom d'une commission, par M. Bottex. Dans ce rapport la société de médecine de Lyon admit à l'unanimité de ses membres, l'existence du virus vénérien et la nécessité d'administrer le mercure, même dans les symptômes primitifs, pour prévenir les accidents secondaires. Les réponses des autres sociétés savantes furent à peu près semblables; elles furent presque toutes d'avis que la syphilis est produite par un virus spécial et que le mercure en est le remède spécifique. En outre 52 médecins formèrent à Nantes des réunions qui commencèrent le 2 juillet 1835 et qui occupèrent cinq séances. Sur ces 52 médecins, deux seulement, parmi lesquels était M. Devergie, se prononcèrent en faveur des nouvelles doctrines (1).

Dans l'année qui suivit le congrès de Nantes on vit paraître en France quatre traités complets sur les maladies vénériennes, qui eurent pour auteurs MM. Desruelles, Lucas-Championnière, P. Boyer et Gibert.

M. Desruelles développa dans son ouvrage (2) les principes qu'il avait émis précédemment dans ses mémoires sur le traitement sans mercure. Selon lui il n'existe point de virus syphilitique, il n'existe pas non plus de maladie vénérienne, mais bien des maladies vénériennes qui sont produites par l'irritation et qui se présentent sous quatre formes : érythémateuse, ulcéreuse, phlegmoneuse et végétative. La première est l'origine des trois autres, et ces formes tiennent au degré de l'irritation et à son mode de dissémination et de concentration dans l'organisme. M. Desruelles admet cependant la contagion des maladies vénériennes, mais il pense que l'irritation qui les produit

______

(1) *Procès-verbaux des séances tenues par les médecins de Nantes, pour discuter la valeur des doctrines nouvelles relativement à la nature et au traitement de la syphilis.* Nantes, 1835; in-8.

(2) *Traité pratique des maladies vénériennes.* Paris, 1836; in-8.

n'a rien de spécial. Quant au traitement, il se réduit selon lui à deux indications générales : modifier l'organisme et modifier les parties malades, ce qui constitue un traitement général et un traitement local, qui peuvent être l'un et l'autre simple ou révulsif. M. Desruelles pense que le traitement simple suffit le plus souvent et qu'il doit former la base de toute méthode rationnelle, mais qu'il est cependant des cas où il faut recourir au traitement révulsif. Parmi les révulsifs M. Desruelles compte le mercure ; il pense que, dans quelques cas, ce remède peut suppléer à l'insuffisance du traitement simple. Selon lui, la forme érythémateuse ne réclame jamais ce médicament ; la forme ulcérative l'exige quelquefois quand la guérison se fait attendre ; la forme phlegmoneuse ne le réclame presque jamais. Dans les maladies consécutives M. Desruelles a encore très souvent recours au traitement simple ; il n'emploie pas le mercure quand les symptômes primitifs ont déjà été traités par ce remède ; il le rejette également dans les maladies consécutives qui s'accompagnent de beaucoup de douleur; il avoue cependant que quand l'éréthisme n'est pas général, des affections très douloureuses ont cédé comme par enchantement au traitement mercuriel.

L'ouvrage de M. Lucas-Championnière sur la thérapeutique de la syphilis est fondé sur des observations recueillies dans le service de M. Cullérier neveu. La pratique de ce médecin peut être regardée comme tenant le milieu entre les anciennes et les nouvelles doctrines. M. Cullérier, quoique admettant l'existence du virus vénérien, a beaucoup restreint l'usage du mercure. Il ne l'emploie guère qu'une fois sur dix dans les symptômes primitifs, et seulement quand il a reconnu l'inefficacité

des moyens simples; mais chez les malades de la ville il
y a recours plus souvent. Il en fait aussi un usage bien
plus fréquent dans les symptômes consécutifs; il ne le
donne point dans la vue de prévenir l'infection générale,
et il pense qu'après le traitement mercuriel les chances
de récidives sont à peu près aussi grandes qu'après le traitement simple. Le livre de M. Lucas-Championnière contient des préceptes pratiques très étendus sur le traitement
local des ulcères et surtout des bubons (1).

Les ouvrages de MM. P. Boyer et Gibert sont basés sur
les doctrines anciennes. M. Boyer (2) admet pleinement
l'existence du virus vénérien, et il regarde le mercure
comme le spécifique de la syphilis. Il pense qu'il doit être
administré dans les symptômes primitifs comme dans les
consécutifs et que quand on le donne dans les accidents
primitifs c'est le seul moyen certain de prévenir la syphilis
constitutionnelle. Selon M. Boyer, quand le traitement mercuriel est bien fait et complet on n'observe pas de symptômes consécutifs, et d'après son avis il vaut mieux ne
pas l'employer que de le faire incomplètement; car on
éprouve alors beaucoup plus de peine à guérir les accidents secondaires, quand il en survient. M. Boyer conseille aussi un traitement mercuriel dans les urétrites
et les vaginites qui s'accompagnent de bubons qui ne se

---

(1) *Recherches pratiques sur la thérapeutique de la syphilis*, par Lucas-Championnière. Paris, 1836; in-8. On trouve
encore l'exposition des doctrines de M. Cullérier, dans plusieurs articles du *Dictionnaire de médecine et de chirurgie
pratiques.*

(2) *Traité pratique de la syphilis.* Paris, 1836; in-8.

résolvent pas complètement. Ce médecin considère les bubons comme le signe pathognomonique de la syphilis, et prétend avoir observé, que tous les malades qui ont présenté des symptômes de maladie vénérienne constitutionnelle , avaient eu précédemment un engorgement des ganglions lymphatiques.

M. Gibert (1) regarde l'existence du virus vénérien comme démontrée. Il considère le mercure comme le véritable remède de la maladie vénérienne, après toutefois qu'on a mis en usage les antiphlogistiques au début. Selon M. Gibert si l'on a éprouvé si fréquemment des récidives après le traitement mercuriel, c'est presque toujours parce qu'il avait été insuffisant ou incomplet.

Il nous reste à parler des doctrines thérapeutiques contenues dans les deux traités qui ont été publiés le plus récemment en France sur les maladies vénériennes, et qui ont pour auteurs M. Ricord et notre collègue M. Baumès.

M. Ricord (2), s'appuyant sur de nombreuses inoculations des produits morbides provenant des diverses formes des symptômes syphilitiques, considère la blénnorrhagie et le chancre comme constituant deux maladies tout à fait distinctes , sous le rapport des causes, de la forme et des conséquences. Selon lui le chancre primitif qui est seul inoculable, peut seul aussi donner lieu à des symptômes consécutifs. Quand on en a observé à la suite de la blénnorrhagie, c'est qu'il y avait un chancre larvé dans l'urêtre. Selon le même médecin , le chancre au

(1) *Manuel des maladies vénériennes.* Paris, 1836, in-18.
(2) *Traité pratique des maladies venériennes.*Paris, 1838; in-8.

début est une affection purement locale qui réclame impérieusement la méthode abortive ; il pense qu'il n'y a pas d'exemple authentique d'ulcères qui , détruits avant le cinquième jour, aient donné lieu au développement de symptômes secondaires ; il conseille donc la cautérisation dès le début. M. Ricord attache , ainsi que Delpech (1) l'avait déja fait, une grande importance à l'induration des chancres ; il pense qu'un chancre induré laisse presqu'à coup sûr le malade exposé aux accidents consécutifs ; qu'il demande un traitement général, et que, de tous les remèdes qu'on peut lui opposer, le mercure est le plus prompt dans son action et le plus efficace ; il le regarde aussi comme le remède le plus puissant dans la syphilis constitutionnelle. La préparation qu'il préfère est le proto-iodure de mercure. Dans les symptômes tertiaires de la syphilis , principalement dans ceux qui affectent les os, M. Ricord emploie le plus souvent au lieu du mercure l'iodure de potasse. Ce médecin a rendu un grand service à la science en démontrant l'existence du virus vénérien, par ses nombreuses expériences sur l'inoculation , et en généralisant l'emploi du *speculum uteri* dans les maladies syphilitiques des femmes (2).

(1) *Chirurgie clinique de Montpellier*, tom. 1, page 304.

(2) M. Ricord a aussi émis ses doctrines dans les notes qu'il a ajoutées au *Traité des maladies vénériennes de* Hunter, ainsi que dans quelques mémoires que l'on trouve dans divers journaux. Avant de faire paraître ces divers écrits, il avait déjà fait connaître une partie de ses opinions dans une lettre publiée dans la *Gazette médicale* de Paris. M. le docteur Maurice Ruef, de Strasbourg, fit insérer dans le

Notre collègue M. Baumès (1) a fait, comme M. Ricord, de nombreux essais d'inoculation ; il est parvenu à inoculer avec succès le pus des bubons d'emblée, ce que n'avait pu faire M. Ricord. Il accorde beaucoup moins d'importance que ce dernier à l'induration des chancres; il pense qu'il existe un principe contagieux spécial dans la blennorrhagie et qu'une blennorrhagie peut produire des symptômes consécutifs,quoiqu'il n'existe pas de chancre larvé dans l'urètre ; il croit que le traitement antiphlogistique peut souvent guérir radicalement les symptômes primitifs ; il est cependant d'avis qu'après ce traitement les symptômes consécutifs sont plus fréquents qu'après l'emploi du mercure. Il regarde ce médicament comme préférable à tous les autres remèdes spéciaux qu'on a voulu appliquer aux symptômes primitifs ; il le considère encore comme beaucoup plus efficace dans la

même journal (n° du 31 octobre 1835), une autre lettre contenant plusieurs opinions qui diffèrent de celles de M. Ricord. Il annonçait que les principes émis par lui pouvaient être regardés comme le résultat d'observations recueillies dans le service de M. Ristelhüber, médecin en chef de l'hôpital civil de Strasbourg. M. Ruef considère la blennorrhagie comme pouvant donner lieu à des symptômes secondaires qui, cependant, diffèrent de ceux qui suivent les chancres. Il croit que les mercuriaux sont les remèdes les plus efficaces dans le traitement des symptômes primitifs, et que le traitement local employé le plus promptement possible, dans les maladies primitives, ne met pas toujours à l'abri des accidents secondaires.

(1) *Précis théorique et pratique sur les maladies vénériennes.* Paris et Lyon, 1840, 2 vol. in-8.

syphilis constitutionnelle. L'ouvrage de notre collègue se distingue par des explications physiologiques souvent très heureuses et par de bons préceptes pratiques ; il a obtenu un succès mérité.

Aujourd'hui les expériences nombreuses de M. Ricord sur l'inoculation ont démontré l'existence du virus syphilitique. Ainsi donc, en France, les nouvelles doctrines ont beaucoup perdu de leur terrain. Quelques hommes d'un haut mérite, entr'autres MM. Desruelles et Devergie, leur sont encore restés fidèles. Cependant, d'après un nouvel écrit qu'il a publié en 1840, M. Desruelles (1) nous paraît avoir beaucoup modifié ses opinions. En effet, il y énumère des cas assez nombreux de symptômes primitifs dans lesquels il conseille le mercure, tandis que dans son premier mémoire, publié douze ans auparavant, il regarde ce remède comme inutile et même nuisible dans le traitement des maladies vénériennes.

Nous venons de suivre l'origine et les progrès des nouvelles doctrines médicales sur le traitement sans mercure en Angleterre et en France ; voyons maintenant comment elles ont été introduites en Allemagne et dans le nord de l'Europe. La doctrine physiologique de Broussais n'eut aucune part à la propagation des nouvelles méthodes dans ces pays ; mais les expériences faites en Angleterre y contribuèrent très puissamment, ou même en furent presque la seule cause. Cependant quoique les écrits des médecins

(1) *Lettres écrites du Val-de-Grace sur les maladies vénériennes.* Paris, 1840.

anglais dont nous avons donné précédemment une courte analyse, ayant été traduits presque aussitôt après leur publication dans les journaux de l'Allemagne, ils n'y reçurent pendant plusieurs années qu'un accueil peu favorable. Après cette longue hésitation des praticiens allemands, on pourrait croire que celui d'entre eux qui employa le premier les nouvelles méthodes, et qui s'éleva ainsi contre des opinions que l'on croyait sanctionnées par une expérience de plusieurs siècles, dût être quelque jeune médecin à tête ardente et enthousiaste de la nouveauté: Il n'en fut rien cependant, et le praticien qui, le premier en Allemagne, mit en usage le traitement non mercuriel, dans la syphilis, fut le docteur Brünninghausen chirurgien en chef de l'hôpital militaire de Wurzbourg, homme presque sexagénaire à cette époque, et qui avouait avoir employé le mercure avec succès pendant trente ans (1). Brünninghausen commença ses essais dans le mois de

(1) Avant Brünninghausen, quelques médecins allemands avaient déjà conseillé un traitement non mercuriel. En 1808, Besnard prétendait guérir les maladies syphilitiques par un mélange de carbonate de potasse, d'opium, d'eau de canelle et de carbonate d'ammoniaque. En 1808, Louvrier avait conseillé de n'employer qu'un simple traitement local dans un grand nombre d'ulcères primitifs, et avant lui, Girtanner avait donné un avis à peu près semblable. En 1819, le professeur Chelius, de Heidelberg, fixa de nouveau l'attention des médecins sur la tisane de Zittmann préconisée précédemment par Theden, et tombée dans l'oubli. Les succès qu'on en obtint dans les syphilis anciennes, ont pu contribuer aux progrès des nouvelles doctrines.

mai 1819, et il les continua jusqu'en février 1821. Pendant cet espace de temps , il eut à traiter cent malades , dont 82 étaient atteints de symptômes primitifs, et 18 de symptômes consécutifs ; parmi ces malades 29 seulement avaient des ulcères primitifs de parties sexuelles. Le traitement qu'employa Brünninghausen fut à peu près celui des Anglais : régime sévère, température élevée de la salle, séjour au lit, soins de propreté, saignée chez les sujets pléthoriques. Sur les malades traités ainsi, un seul eut des symptômes consécutifs ; on n'employa le mercure que dans quatre cas, et l'on prétend qu'il fut plus nuisible qu'utile. Brünninghausen ne put pas continuer ses essais pendant plus de dix mois : une maladie dont il fut atteint alors l'en empêcha ; aussi il paraît qu'ils firent assez peu de sensation en Allemagne. Pendant les cinq années qui suivirent, nous ne voyons aucun médecin de ce pays employer les nouvelles méthodes ; ce ne fut même qu'en 1826 que le docteur Handschuch, de Munich, publia le résultat des expériences de Brünninghausen (1).

Wurzbourg fut la première ville de l'Allemagne où le traitement sans mercure fut mis en pratique dans un hôpital ; Hambourg fut la seconde ; mais les expériences auxquelles se livra le docteur Fricke, chirurgien en chef de l'hôpital de cette ville, furent faites avec plus de constance et en beaucoup plus grand nombre que celles de Brünninghausen ; aussi elles firent une beaucoup plus grande sensation. D'ailleurs, le docteur Fricke fit quel-

(1) Handschuch. *Ueber die Lustseuche und ihre Heilung ohne Quecksilber.* Wurzburg, 1826 ; in-8.

ques changements à la méthode anglaise. On peut dire qu'il a été pour l'Allemagne, en faveur des nouvelles doctrines, ce que le professeur Thomson d'Edimbourg a été pour l'Angleterre. Divers médecins qui suivirent sa pratique dans l'hôpital confié à ses soins, propagèrent dans d'autres villes ses méthodes de traitement. Il commença ses essais au mois de juillet 1825 ; nous ne croyons pas que depuis lors il ait changé de méthode. Il a exposé le résultat des premières années de sa pratique dans un ouvrage publié en 1828, intitulé : *Annales de la section chirurgicale de l'hôpital de Hambourg* (1); nous allons en donner un court exposé.

Les traitements qu'employa M. Fricke peuvent se diviser en deux périodes. Dans la première, qui dura dix-huit mois et demi pour les hommes, et vingt-deux mois chez les femmes, il employa généralement le traitement mercuriel. Dans la seconde qui dura deux ans et cinq mois et demi pour les hommes, et deux ans deux mois pour les femmes, il mit en usage le traitement sans mercure. M. Fricke prétend que pendant qu'il employa les préparations hydrargyriques les symptômes furent plus graves, et que plusieurs fois des affections des os s'offrirent à son

(1) On trouve encore des détails sur les méthodes employées dans l'hôpital de Hambourg, dans un ouvrage du docteur Oppenheim, écrit en allemand, intitulé: *du Traitement de la syphilis sans mercure.* Hambourg, 1827. L'auteur y énumère jusqu'à 141 plantes que l'on a préconisées en différents temps contre la syphilis en remplacement du mercure, plus un très grand nombre de médicaments composés et de substances minérales.

observation, surtout après les frictions. En outre, la moyenne du traitement, qui n'était que de 55 jours par le traitement simple, était de 85 jours quand on avait recours au mercure. M. Fricke prétend cependant qu'il usait des plus grandes précautions dans l'emploi de ce remède, et qu'il le faisait précéder d'évacuations sanguines quand il existait des symptômes inflammatoires. Les préparations mercurielles qu'il mettait le plus souvent en usage étaient le mercure soluble de Hahnemann ou le calomel, à la dose de 5 à 10 centigrammes par jour; il employait aussi le sublimé uni à l'opium dans une décoction de colombo.

Voyons maintenant le traitement non mercuriel dont M. Fricke dit avoir obtenu plus de succès. Il soumet ses malades à une diète très sévère, et ne leur donne au commencement du traitement que 60 grammes de pain, six cuillerées de légumes et trois soupes à l'eau, dans lesquelles on délaie de la farine; pour boisson de la décoction d'avoine. Chez les femmes qui guérissent plus promptement, il continue en général ce régime sévère pendant tout le traitement. Chez les hommes, au bout de 15 jours ou trois semaines, il augmente un peu les aliments à mesure que les symptômes diminuent d'intensité. M. Fricke joint à ce régime le séjour continuel au lit et la plus grande propreté. En outre, il donne tous les jours aux malades quatre cuillerées d'un mélange purgatif composé de 48 grammes de sulfate de magnésie qu'on fait dissoudre dans 250 grammes d'eau de fenouil. Il a remarqué que l'usage prolongé de sulfate de magnésie produisait souvent des aphtes à la bouche. Il a traité par cette méthode non seulement les symptômes primitifs, mais encore les accidents consécutifs : il affirme qu'aucun ulcère du gosier ne réclame le traitement mercuriel; il se contente de les toucher avec du nitrate d'argent, et de mettre en usage les gargarismes astringents ; il avoue néanmoins qu'ils reviennent quelquefois. Cependant M. Fricke ne regarde pas le mercure comme devant être banni de la thérapeutique de la syphilis : il pense qu'il doit toujours être regardé comme un puissant remède.

L'ouvrage de M. Fricke contient de très bonnes observations sur le traitement local de divers symptômes syphilitiques. Il distingue avec soin les simples excoriations, dont il admet trois espèces, des chancres, dont il reconnaît six espèces différentes, sur lesquelles il donne des détails instructifs. Pour le traitement local des ulcères il conseille les lotions avec l'eau pure, l'eau blanche ou l'eau de chaux ; plus tard avec l'eau phagédénique noire des Anglais, qui est un mélange de calomel et d'eau de chaux. Il insiste beaucoup sur les soins de propreté et sur la nécessité d'empêcher, avec de la charpie, le contact des surfaces saines avec les surfaces ulcérées.

Deux ans après que M. Fricke eut entrepris ses essais dans l'hôpital de Hambourg, le professeur Wilhelm en commença de semblables dans l'hôpital général de Munich, dont il était chirurgien en chef. Il a rendu compte de sa méthode dans sa *chirurgie clinique*, publiée en 1830. Le début de ses expériences eut lieu le 1er octobre 1827. Il affirme que les insuccès et les accidents qu'il eut à éprouver par l'usage de diverses préparations mercurielles l'engagèrent à avoir recours au traitement simple. Il commence ordinairement par prescrire aux malades un bain et un purgatif; il les soumet à un régime très sévère ; il ordonne

en même temps le repos continuel au lit et une température constante de 18 à 20 degrés Réaumur ; il y joint une
grande propreté. Il avoue cependant que la méthode antiphlogistique ne suffit pas dans tous les cas pour détruire
ou évacuer entièrement le contagium syphilitique ; il
pense que pour y parvenir il faut augmenter les sécrétions
et les excrétions. Pour cela il fait boire aux malades toutes
les demi-heures une tasse d'eau chaude, dans laquelle il
ajoute 120 centigrammes de suc de réglisse et 40 centigrammes de graines d'anis, de manière à en faire prendre
au moins quatre pintes par jour. Il divise les ulcères syphilitiques en superficiels, calleux, phagédéniques, fon-
gueux ; et il prescrit un traitement local différent dans
chaque espèce. Il prétend guérir par sa méthode toutes
les formes de la syphilis mieux que par le mercure. Il
affirme que chez les malades qui suivent exactement ses
prescriptions, la guérison est radicale. Les récidives, qui
consistent surtout en des éruptions à la peau et des ulcères
au gosier, ont peu d'intensité et cèdent au même traitement. Le professeur Wilhelm est resté fidèle aux nouvelles
doctrines jusqu'à sa mort qui a eu lieu en 1840. Le docteur Droste, d'Osnabruck, assure (1) qu'il a dit en 1837 à
un médecin qui visitait son hôpital, qu'il regardait comme
une action criminelle de donner même la plus petite dose
de mercure dans une maladie syphilitique. Pour tenir un

(1) Dans les additions à sa traduction allemande du rapport fait par M. Bottex à la société de médecine de Lyon sur
la nature et le traitement de la syphilis, page 76. Dans ces
additions, M. Droste émet des opinions à peu près conformes
à celles de la société de médecine de Lyon.

langage aussi exagéré, il faut sans doute qu'il ait obtenu des résultats bien merveilleux de sa méthode. Cependant il n'est pas parvenu à persuader ceux qui ont pu tous les jours être témoins de ses succès ; car le docteur Horner, médecin de l'hôpital général de Munich, dont Wilhelm était chirurgien, administrait le mercure aux malades confiés à ses soins (1). Dans les ulcères syphilitiques primitifs il donnait le sublimé à l'intérieur ; dans les symptômes consécutifs il employait l'oxide rouge de mercure qu'il regardait comme préférable au sublimé. Dans l'hôpital militaire de Munich on traite aussi les vénériens sans mercure ; ainsi que nous le voyons par les rapports sur les maladies observées dans cet établissement par le docteur Handschuch (2).

Après le docteur Fricke, de Hambourg, le médecin dont les expériences sur le traitement sans mercure ont fait le plus de sensation en Allemagne, est le docteur Kluge de Berlin. Il commença ses essais dans l'hôpital de la Charité de cette ville quelques années après le docteur Fricke. Sa méthode diffère peu de celle de ce dernier ; il emploie, ainsi que lui, le sulfate de soude ou de magnésie comme purgatifs, un régime très sévère, une grande propreté, le séjour continuel au lit et une température constante de 18 à 20 degrés Réaum. Quand les malades n'ont point pris de mercure avant d'entrer à l'hôpital, il commence de suite le traitement simple ; quand ils ont déjà été soumis à un ou plusieurs traitements mercuriels infructueux,

(1) Schmidt. *Jahrbücher der Medicin.* 1837, t. 16. p. 185.
(2) *Med. chirurg. Zeitung* von J. N. Ehrhart. t. 1, 1834.

il prescrit une diète moins sévère, permet des bouillons, quelques viandes roties, et quand il a un peu restauré les forces affaiblies, il soumet les malades à l'usage des fleurs de souffre et des bains sulfureux, qu'il continue pendant un mois ou six semaines et qu'il croit propres à guérir la cachexie mercurielle. M. Kluge évite en général les corps gras dans le traitement local des chancres; il les fait laver avec l'eau blanche, l'eau de chaux ou une infusion de camomille ou de fleurs de sureau ; plus tard il les touche avec le nitrate d'argent. Pour les bubons, il recommande beaucoup la compression et les ouvre par une petite incision avec une lancette, dès que la fluctuation se manifeste. Le praticien de Berlin emploie également le traitement simple et les sels neutres dans presque tous les cas de syphilis constitutionnelle. Il lui est souvent arrivé de mettre en usage, pendant la moitié d'une année, le traitement mercuriel, et, pendant l'autre moitié, le traitement simple (1). Au reste il ne paraît pas que M. Kluge ait obtenu des succès constants avec sa méthode; car nous lisons dans un rapport sur les maladies observées à l'hôpital de la Charité à Berlin (2), qu'en 1832 on n'obtint pas du traitement sans mercure des résultats aussi avantageux qu'en 1830 ; dans la syphilis constitutionnelle il fut presque sans effets, et même dans les symptômes primitifs ses résultats furent très infidèles; il parut ne réussir

(1) Le docteur Strunz a publié plusieurs rapports sur les traitements employés par M. Kluge. On les trouve dans la *Gazette médicale de Berlin* et dans le tom. 1 de la *syphilidologie* du docteur Behrend, p. 136-155.

(2) Schmidt. *Jahrbücher der Medicin.* t. 12, p. 85.

que dans les excoriations et les petits ulcères dont le caractère syphilitique était douteux, et l'on était obligé d'avoir recours au sublimé d'après la méthode de Dzondi.

Depuis 1832, dans l'hôpital-général de Vienne, en Autriche, on traite sans mercure tous les symptômes primitifs de la syphilis. Voici, d'après un rapport du docteur Erstele, chirurgien en second de cet hôpital, sur les maladies observées en 1836, quelles sont les méthodes de traitement qui y sont en usage. Dans les ulcères primitifs on commence par purger le malade avec un ou deux grammes de jalap, pour le préparer au traitement antiphlogistique qui consiste en des boissons mucilagineuses abondantes et un régime sévère composé de trois soupes maigres par jour. Pour le traitement topique on met surtout en usage les cataplasmes, les lotions et les bains locaux. Les lotions continuelles sont employées pour déterger les parties affectées du pus qui les baigne ; on en retire dit-on le plus grand avantage : on guérit par là les ulcères dans l'espace de 12 à 40 jours. Quand ils sont plus rebelles, peu douloureux et avec des bords calleux, on les panse avec un mélange composé de 8 grammes d'onguent basilicum et de 30 à 60 centigrammes d'oxide rouge de mercure. On traitait de la même manière les ulcères syphilitiques chez les femmes. On remarquait qu'ils étaient plus bénins que chez les hommes ; quand ils siégeaient sur le col de l'utérus on les touchait avec le nitrate d'argent. Pour les bubons on employait les fomentations et les bains tièdes, tous les jours, et on les ouvrait avec le bistouri dès que la fluctuation commençait à se manifester. Nous voyons par un rapport sur les

maladies observées dans le service des femmes vénériennes, pendant les six premiers mois de 1840, qu'on
traite dans l'hôpital de Vienne les symptômes consécutifs
par la tisane de Zittmann ou une décoction de salsepareille à laquelle on ajoute 4 grammes de sous-carbonate
de potasse par pinte (1).

On a encore employé le traitement sans mercure dans
quelques autres hôpitaux de l'Allemagne. Plusieurs médecins allemands ont aussi publié des écrits en faveur
des nouvelles doctrines. En 1825, le docteur Huber fit
paraître un petit ouvrage (2) dans lequel il soutient que
le traitement des ulcères vénériens doit être purement
local, sans égard à aucun contagium spécifique ; il avoue
cependant que quand la cachexie syphilitique a envahi
profondément tout l'organisme, le mercure devient le seul
moyen de salut ; il conseille alors les frictions mercurielles et le traitement par la faim, non pas comme spécifiques d'un contagium syphilitique, mais comme remèdes excitant la résorption et le système glandulaire.
En 1826, le docteur Becker, de Berlin, fit paraître un mémoire en faveur des nouvelles doctrines (3). Quelques
médecins de l'Allemagne, qui avaient écrit précédemment
des ouvrages sur la syphilis, dans lesquels ils recom-

(1) Ces deux rapports sur les maladies observées dans
l'hôpital de Vienne, se trouvent dans la *Syphilidologie* du
docteur Behrend de Berlin. t. 2, p. 63 et t. 3, p. 587.

(2) *Bemerkungen über die Geschichte und Behandlung
der venerischen Krankheiten.* Stuttgard, 1825 ; in-8.

(3) Ce mémoire a été traduit en français dans le *Journal
complémentaire du Dictionnaire des sciences médicales.* tom. 25.

mandaient fortement le mercure, se sont ensuite déclarés favorables aux nouvelles méthodes ; tels sont les docteurs Wendt, de Breslau, et Alexandre Simon, de Hambourg. Ce dernier médecin qui avait publié plusieurs mémoires pour prouver que la guérison radicale de la syphilis ne pouvait être obtenue que par un traitement mercuriel actif et une salivation abondante a ensuite soutenu, en 1831, dans son *Histoire des affections vénériennes primitives*, que l'on pouvait se passer du mercure dans le plus grand nombre des symptômes primitifs ; mais d'après les notes qu'il a ajoutées à sa traduction du *Traité des maladies vénériennes* du docteur Colles, de Dublin, publiée en 1839, il paraît qu'il est aujourd'hui revenu à ses anciennes opinions.

C'est en 1831 qu'a paru en Allemagne le premier traité complet des maladies syphilitiques écrit dans l'esprit des nouvelles doctrines ; il a pour auteur le docteur Handschuch, de Munich (1). Suivant l'opinion de ce médecin, la seule et unique méthode de guérir la syphilis est la méthode antiphlogistique : elle a été employée dans tous les temps par les médecins même sans le savoir ; ce n'est que par elle qu'on a guéri la maladie vénérienne et ce n'est qu'en la mettant en usage qu'on la guérira. M. Handschuch avoue cependant que le mercure peut produire des guérisons ; mais il n'agit que comme remède résolutif provoquant les sécrétions et diminuant la cohésion organique. Il pense que l'on doit toujours commencer

(1) *Die syphilitischen Krankheitsformen und ihre Heilung.* Munich, 1831 ; in-8.

par traiter sans mercure toutes les formes de la syphilis, et que l'emploi de ce remède doit être borné aux cas suivants : 1° Lorsque par la méthode antiphlogistique la guérison d'un ulcère se fait trop longtemps attendre; 2° lorsqu'un ulcère, traité sans mercure, menace de détruire un organe; 3° enfin dans les affections vénériennes anciennes et invétérées qui ont résisté aux autres traitements.

Le traité de la syphilis du docteur Bonorden (1), qui a paru trois ans plus tard, contient des doctrines un peu moins exagérées que celles de M. Handschuch. M. Bonorden croit que la syphilis est produite par un contagium spécial fixe, et il s'élève fortement contre l'opinion des médecins français, sectateurs de Broussais, qui soutiennent qu'elle vient d'une simple irritation des organes sexuels. Il est, ainsi que MM. Fricke, de Hambourg, et Kluge, de Berlin, grand partisan des sels neutres dans les accidents primitifs et consécutifs. Selon lui, ces sels agissent non seulement en provoquant des évacuations alvines et urinaires, mais encore comme antiphlogistiques et en quelque sorte comme spécifiques. Dans le traitement local des ulcères il conseille pendant les huit ou dix premiers jours les lotions avec des remèdes qu'il croit propres à décomposer le contagium syphilitique, ce sont : Le chlorure de chaux, l'eau oxymuriatique, l'eau de

____

(1) *Die Syphilis, pathologisch-diagnostisch und therapeutisch dargestellt.* Berlin, 1834; in-8. Nous avons donné une analyse étendue de cet ouvrage dans la *Revue médicale*, n° de juillet 1840, page 115-131.

chaux et une solution de potasse caustique. Quand au bout de quelques jours les ulcères ne s'améliorent pas et ne se dépouillent pas de l'escarre jaunâtre qui les recouvre, M. Bonorden a recours à l'emploi local des mercuriaux. Dans les symptômes consécutifs il commence aussi par essayer le traitement simple ; mais quand il échoue, il emploie le mercure.

Il vient de paraître en Allemagne la première partie d'un nouveau traité sur les maladies syphilitiques, par M. Dieterich, de Munich (1) ; le premier volume de cet ouvrage annonce qu'il sera plus complet que tout ce qùi a paru en Allemagne sur le même sujet. M. Dieterich reconnaît le mercure comme le plus puissant antisyphilitique ; cependant il l'emploie rarement, il pense que dans les symptômes primitifs on doit généralement n'en pas faire usage et le réserver pour quelques cas exceptionnels. Dans la syphilis constitutionnelle il ne conseille pas d'y avoir recours de prime abord , à moins qu'un ulcère ne menace de détruire des organes importants à la vie. Enfin, dans la syphilis ancienne et dégénérée, il préfère souvent les sudorifiques et les préparations d'iode et de cuivre au mercure , parce qu'il pense qu'alors la maladie se rapproche de la lèpre dont, selon son opinion, la syphilis qui parut à la fin du XVe siècle fut une dégénérescence (2).

(1) *Die Krankheits-Familie Syphilis*, beschrieben von L. Dieterich. Landshut, 1842 ; in-8.

(2) Nous avons exposé avec quelque détail les opinions de M. Dieterich à ce sujet, dans nos *Recherches nouvelles sur l'histoire de la syphilis.* p. 26.

Le docteur Hacker , de Leipzig , auteur d'une continuation de la bibliographie des maladies vénériennes de Girtanner, et de plusieurs travaux importants sur ces affections , s'est aussi montré partisan modéré des nouvelles méthodes.

Ainsi nous voyons que les doctrines nouvelles sur le traitement sans mercure, sont aujourd'hui mises en pratique dans les hôpitaux des principales villes de l'Allemagne, et que les ouvrages les plus nouveaux qui paraissent dans ce pays leur sont favorables ; nous croyons cependant qu'elles y sont plus généralement employés dans les hôpitaux que dans la pratique civile. Enfin, plusieurs célèbres médecins allemands se sont aussi prononcés contre elles : nous nous contenterons de citer les noms de Hufeland, Autenrieth, Wedemeyer,. Rust et Dzondi.

La Suède est peut-être de tous les pays de l'Europe celui où l'on a recueilli les résultats du plus grand nombre d'essais comparatifs sur les diverses méthodes de traiter la syphilis. Ces essais ont été commencés en 1822 et ils ont été continués avec zèle depuis cette époque. Ils ont toujours eu lieu sous la direction du Conseil royal de Santé auquel les médecins des hôpitaux civils et militaires de ce royaume adressent leurs rapports.. La méthode antiphlogistique a aujourd'hui un grand nombre de partisans en Suède ; les médecins de ce pays prétendent que depuis qu'elle y est en usage les maladies vénériennes sont en moins grand nombre et que leurs symptômes se sont beaucoup adoucis ; ils affirment surtout qu'on y observe bien moins d'affections du système osseux. Le Conseil de Santé publie des circulaires ou rapports dans lesquels il rend compte des succès des nouvelles méthodes. On voit par ces rapports qu'en 1837 on traitait en Suède les trois quarts des vénériens sans mercure et qu'un quart seulement était soumis à l'emploi de ce remède. Selon ces rapports, le nombre des récidives a été moins grand après la méthode simple qu'après l'usage du mercure, et le traitement a été aussi moins long ; le Conseil de Santé est cependant d'avis qu'il est des cas où le mercure est utile, mais il pense qu'il faut l'administrer à petites doses et y joindre un régime léger et adoucissant.

En Danemark, le traitement non mercuriel est aussi très employé ; il y compte pour partisans les docteurs Wendt, Otto, Muller et plusieurs autres.

Dans quelques hôpitaux d'Italie on a aussi suivi l'exemple des autres pays. Nous ne ferons mention ici que du grand hôpital de Milan, où le docteur Calderini a fait des essais comparatifs sur les deux méthodes (1). Depuis le 1er juillet 1832 jusqu'au 1er janvier 1835, il a donné des soins à 1650 vénériens des deux sexes ; 524 furent soumis au traitement mercuriel, et 526 au traitement antiphlogistique. Selon le docteur Caldérini, la durée moyenne du séjour des malades qui prirent du mercure fut de 53 jours et elle ne fut que de 31 jours par la méthode simple. Le nombre des récidives après les deux méthodes fut à peu près égal. Le traitement antiphlogistique de

(1) *Prospetto clinico sopra la malattie veneree e particolarmente sulla cura di esse senza mercurio, del dottore Carlo Calderini.* Milan, 1835 ; in-8.

M. Caldérini consistait dans le repos au lit, une diète sévère, les cataplasmes, les bains et les émissions sanguines dont il faisait un fréquent usage ; il rapporte que chez tous les malades le sang tiré de la veine présentait une couenne inflammatoire très épaisse.

Tel est l'exposé rapide de l'origine et des progrès des nouvelles doctrines médicales en Angleterre, en France, en Allemagne et dans le nord de l'Europe. Parmi les révolutions qu'a éprouvées l'art de guérir il en est peu qui méritent de fixer à un aussi haut degré l'attention de l'observateur que celle que l'on a voulu introduire dans la thérapeutique de la syphilis, en cherchant à proscrire un remède que depuis plus de trois siècles on regardait presque comme un spécifique, et en l'accusant d'être la cause de la gravité des maux qu'il était destiné à guérir. Pour parvenir à opérer cette révolution on ne s'est pas étayé seulement sur de vains systèmes, l'on a invoqué l'autorité d'un nombre très considérable d'observations faites dans divers pays. Nous allons examiner en peu de mots les raisons que l'on donne pour faire prévaloir les méthodes nouvelles et celles que nous croyons que l'on peut leur opposer.

Les partisans des nouvelles doctrines prétendent que l'on peut guérir sans mercure presque tous les malades atteints de syphilis primitive et constitutionnelle ; ils donnent à l'appui de cette assertion un nombre immense de faits recueillis dans divers hôpitaux, et ils ne citent presque que des succès. Et nous aussi nous avons exercé la médecine dans un grand hôpital, et nous avons pu nous convaincre que bien souvent les ulcères vénériens primitifs cédaient au repos, à des soins de propreté, à des lotions émolientes saturnines ou chlorurées, à des cautérisations et à des bains; mais aussi dans bien des cas nous avons observé que ces moyens simples ne suffisaient pas ou que la guérison se faisait attendre très longtemps, tandis que des applications mercurielles externes changeaient de suite l'aspect des ulcères et qu'ils guérissaient promptement quand on administrait le mercure à l'intérieur. Nous avons été plusieurs fois obligé de traiter pendant quelque temps sans mercure des symptômes de syphilis constitutionnelle, parce qu'il existait des contrindications à l'emploi de ce remède ; mais, quoique en aient dit les partisans des nouvelles doctrines, nous n'avons presque jamais obtenu d'amélioration ; nous n'avons réussi que quand, avant d'entrer dans notre service, les malades avaient subi plusieurs traitements mercuriels; alors, pensant que la diathèse syphilitique était détruite, nous avons employé les tisanes adoucissantes, la limonade nitrique, les boissons sudorifiques, la tisane de Feltz, les préparations d'iode, et nous avons guéri nos malades. Dans des cas semblables nous avons eu le même succès en cautérisant les ulcères du gosier ou en mettant en usage des gargarismes astringents.

Les partisans des nouvelles doctrines s'appuient sur des tableaux statistiques nombreux desquels il résulte, selon eux, que les malades ont été plus vite guéris par le traitement simple que par le traitement mercuriel. Je ne répéterai pas tout ce qui a été dit pour ou contre les méthodes numériques dont on a fait de nos jours un si

grand usage ; on sait qu'à l'aide des chiffres on peut soutenir les méthodes thérapeutiques les plus opposées ; j'ob-
serverai cependant que pour que les tableaux statistiques
prouvent les avantages de la méthode nouvelle d'une manière aussi décisive que leurs auteurs paraissent le pen-
ser, il faudrait que les malades soumis à des essais
comparatifs aient été tous dans les mêmes conditions,
atteints des mêmes symptômes et au même degré , ce
qui n'est guère possible. Dans plusieurs hôpitaux on a
traité par le mercure tous les symptômes graves et les
symptômes légers par la méthode simple. Ainsi , dans
l'hôpital militaire de Besançon, en 1831 et 1832, on
avoue qu'on n'a soumis au traitement mercuriel que
les affections anciennes , rébelles ou récidivées (1). Dans
un cas semblable il n'est pas étonnant que l'on ait guéri
plus vite par la méthode simple. Dans le tableau statistique, publié en Angleterre par les docteurs M. Gregor
et W. Franklin , on avoue aussi que les ulcères traités
par le mercure offraient plus de gravité que ceux qui
furent traités sans ce remède. En outre, il paraît que,
dans plusieurs hôpitaux, des malades qui étaient soumis
au traitement simple, voyant qu'ils ne guérissaient pas ,
sont parvenus à se procurer du mercure : Coutanceau a
affirmé (2) qu'un témoin oculaire lui avait rapporté que

(1) *Recueil de mémoires de médecine, chirurgie et pharmacie militaires,* tom. 35.

(2) Dans l'analyse qu'il a donnée du *Mémoire sur le traitement sans mercure de* M. Desruelles (Revue médicale,
1828, tom. 3, p. 436.

cela avait eu lieu très fréquemment à l'hôpital militaire de Strasbourg : je ne sais jusqu'à quel point cette asser-tion est vraie ; cependant elle ne paraît pas dénuée de tout fondement, puisque M. Desruelles avoue lui-même, dans l'introduction de son premier Mémoire (pag. 25), que plusieurs de ses malades sont parvenus au Val-de-Grâce à se procurer des préparations mercurielles à son insu. Enfin, si les auteurs de plusieurs tableaux statis-tiques assurent que les vénériens traités sans mercure guérissaient plus vite que ceux qui prenaient ce remède, nous avons vu aussi que plusieurs médecins des hôpitaux de France et d'Angleterre affirment avoir échoué avec la méthode simple, ou avoir vu la guérison se faire si longtemps attendre que les salles s'encombraient de ma-lades.

On a prétendu que les récidives et les symptômes con-sécutifs ont été moins fréquemment observés après l'em-ploi du traitement antiphlogistique qu'après l'usage du mercure, et l'on s'est appuyé sur des tableaux statisti-ques nombreux faits dans les hôpitaux de France, d'Alle-magne et de Suède. Ces tableaux statistiques donnent certainement de très beaux résultats en faveur des nou-velles méthodes ; mais nous pensons qu'il est absolument impossible d'obtenir des tableaux statistiques exacts des récidives ou des symptômes consécutifs qui surviennent après l'emploi des divers traitements. En effet, quand les malades ont été traités dans les hôpitaux civils on les perd de vue et l'on ne sait pas ce qu'ils deviennent ; s'ils éprouvent des rechutes ils se gardent bien de s'adresser au médecin qui les a traités le premier ; ils l'accusent de ne les avoir pas guéris et ils vont consulter d'autres.

hommes de l'art ou des empiriques. Les chirurgiens militaires prétendent qu'ils ont pu suivre leurs malades pendant quelque temps après leur sortie de l'hôpital ; mais en général ce temps a été fort court et l'on sait que les accidents secondaires surviennent souvent plusieurs années après une guérison apparente. M. le professeur Moreau a même affirmé à l'Académie royale de Médecine (séance du 15 février 1842), avoir vu des hommes guéris sans mercure de symptômes syphilitiques primitifs, engendrer des enfants qui sont venus au monde avec des symptômes de vérole. En outre, bien souvent les militaires, quand ils éprouvent des accidents consécutifs, évitent de rentrer à l'hôpital où on les soumet à un régime sévère et où on ne les a pas guéris radicalement, et se font traiter par d'autres médecins.

Les tableaux statistiques publiés dans les divers pays présentent les plus grandes différences dans leurs résultats. Les médecins anglais avouent presque tous qu'après le traitement mercuriel les symptômes consécutifs ont été moins fréquemment observés qu'après le traitement sans mercure ; les médecins de France, d'Allemagne et de Suède soutiennent le contraire. En Angleterre, nous voyons le docteur Rose avoir des accidents consécutifs 1 fois sur trois, le docteur Hennen 1 fois sur 5, le docteur Hill 1 fois sur 10, le professeur Thomson 1 fois sur 12. D'après le rapport des docteurs M. Gregor et W. Franklin, que nous avons cité plus haut, ils ont eu lieu 1 fois sur 19 après le traitement simple, et seulement 1 fois sur 45 après le traitement mercuriel. M. Desruelles dit avoir eu des récidives bien moins fréquentes. Selon les médecins de Suède elles n'ont été que de 7 et demi pour cent, tandis qu'elles ont été de 14 pour cent après l'emploi du mercure. A quoi tiennent ces différences ? Est-ce aux méthodes de traitement qui ont été mises en usage ? mais elles ont été presque partout les mêmes. MM. Desruelles et Devergie ont dit que les médecins anglais avaient eu moins de succès parce que, concurremment avec les antiphlogistiques, ils avaient employé des purgatifs et des stimulants. Mais les docteurs Fricke, de Hambourg, et Kluge, de Berlin, ont mis en usage les purgatifs d'une manière bien plus générale encore que les Anglais, et cependant ils affirment avoir eu très peu de récidives. Nous pensons que les grandes différences qu'on remarque dans les résultats obtenus par les médecins des diverses contrées, viennent bien plutôt de ce que les uns ont pu observer leurs malades pendant plus long-temps que les autres après leur guérison. En outre, ces différences peuvent aussi tenir à la moins grande intensité que les symptômes syphilitiques peuvent présenter dans certains pays que dans d'autres. Il paraît que par des causes qu'il est difficile d'apprécier, les symptômes de la syphilis offrent depuis quelques années une très grande bénignité dans le nord de l'Europe ; voilà sans doute pourquoi ils cèdent plus facilement au traitement simple. Il est possible qu'ils reprennent plus tard une plus grande gravité et alors on verra que les mêmes méthodes ne réussiront plus. C'est ainsi qu'en 1832 on n'obtint pas, dans l'hôpital de Berlin, les mêmes succès du traitement antiphlogistique qu'en 1830, et l'on était obligé d'avoir recours au mercure. Nous avons visité les hôpitaux de Paris et nous avons cru remarquer que les accidents vénériens y avaient moins d'intensité qu'à Lyon.

M. Lucas-Championnière (1) affirme que, dans le service de M. Cullérier, il n'a guère vu qu'une femme sur cinquante être atteinte de bubons. Dans nos salles, nous avons vu, en 1839, une femme sur onze présenter des bubons et, en 1840, une sur quatorze (2). M. Gibert assure que chez les femmes le repos, les sangsues et les applications émolientes préviennent presque toujours la suppuration des bubons ; dans notre service, la suppuration a été la terminaison la plus fréquente.

Nous sommes persuadé que les médecins qui ont publié des tableaux statistiques des récidives observées dans les divers pays, après le traitement sans mercure, auraient obtenu des résultats bien différents s'ils avaient pu suivre leurs malades pendant quelques années après leur sortie de l'hôpital, et de nombreux témoignages viennent à l'appui de notre opinion. Nous avons dit précédemment que le docteur Schmidt, médecin allemand, avait vu à Valenciennes, en 1817, cinquante soldats de l'armée anglaise atteints de symptômes consécutifs après une apparente guérison obtenue par la méthode simple. M. Lepelletier a affirmé avoir observé, dans l'hôpital du Mans, près de quatre-vingts vénériens atteints

(1) *Recherches pratiques sur la thérapeutique de la syphilis*, p. 202 et 203.

(2) On peut se convaincre par la lecture de l'ouvrage de de Horne, intitulé : *Observations sur les différentes méthodes d'administrer le mercure dans les maladies vénériennes*, qui a paru en 1779, qu'à cette époque les bubons étaient aussi fréquents chez les femmes, dans les maisons de santé de Paris, qu'ils le sont aujourd'hui dans nos salles.

de symptômes consécutifs, après avoir été traités sans mercure à l'hôpital militaire de Rennes, par M. Desruelles aîné. Je sais que M. Desruelles a répondu aux assertions de M. Lepelletier, et je ne prétends pas m'étatablir pour juge entre ces deux médecins ; mais il existe bien d'autres témoignages conformes à celui de M. Lepelletier. M. Gimelle a dit à l'Académie royale de Médecine (dans la séance du 29 décembre 1834), que quand il était chirurgien aide-major du Gros-Caillou, il avait employé la méthode antiphlogistique ; il avait vu sous son influence les symptômes primitifs disparaître facilement, mais dès que les malades avaient fait quelques excès, ils rentraient à l'hôpital avec de nouveaux symptômes ; depuis lors ce médecin a employé le mercure à petite dose, en friction ou à l'intérieur. M. le professeur Moreau a aussi assuré, dans la même séance de l'académie Royale de Médecine, n'avoir jamais vu autant de syphilis consécutives et même héréditaires que depuis que la méthode antiphlogistique a été tentée sur une si large échelle. Coutanceau, médecin du Val-de-Grâce, affirmait, en 1828, avoir constaté de nombreuses récidives après le traitement sans mercure (1). M. Sorbé, chirurgien militaire, assure avoir vu à Paris dans un seul bataillon de son régiment beaucoup d'affections secondaires chez des hommes qui avaient été soumis à la méthode du Val-de-Grâce. M. le docteur Léonard fils, chirurgien aide-major de l'hôpital de Lille, dit avoir observé dans cette ville un grand nombre de soldats, appar-

(1) *Revue médicale*, 1828, tom. 3, pag. 440.

tenant à un seul régiment qui venait de tenir garnison à Paris, où ils avaient été traités par la méthode simple, être atteints de récidives et de symptômes consécutifs (1). Enfin M. le baron Larrey, que ses fonctions mettent bien à même de savoir ce que deviennent les soldats après leur sortie des hôpitaux, affirme que ses observations et celles d'un grand nombre de chirurgiens militaires, faites pendant plusieurs années, prouvent d'une manière irréfragable la fréquence des récidives après le traitement antiphlogistique (2).

Dans plusieurs des tableaux statistiques qui ont été publiés en France et dans les pays étrangers, parmi les malades traités sans mercure plus de moitié n'étaient atteints que de blennorrhagie ou de végétations. Il n'est pas étonnant qu'après ces affections ils aient présenté rarement des symptômes consécutifs. Au contraire, tous ceux qu'on a traités par le mercure avaient des ulcères ou la syphilis constitutionnelle. Nous lisons dans un rapport sur les maladies observées dans l'hôpital de Vienne, en Autriche, en 1840 (3), que sur 100 femmes vénériennes 50 offraient des condylômes, 21 des écoulements vaginaux et 15 seulement des ulcères primitifs; est-il étonnant que ces malades traitées sans mercure aient présenté rarement des accidents consécutifs? Dans nos salles plus du tiers des femmes vénériennes sont atteintes

(1) *Recueil de mémoires de médecine, de chirurgie et de pharmacie militaires*, tom. 35.

(2) Larrey, *clinique chirurgicale*, tom. 4, pag. 191.

(3) Behrend, *Syphilidologie*, t. 3, pag. 587.

d'ulcères primitifs. On voit encore là une preuve remarquable de la différence qu'offrent les symptômes syphilitiques dans les divers pays.

En France, en Angleterre et dans plusieurs autres contrées de l'Europe, c'est dans les hôpitaux militaires que l'on a surtout mis en usage le traitement sans mercure. Or, de tous les malades, les soldats sont ceux qui sont le moins exposés à avoir des symptômes consécutifs; en effet, dès qu'ils sont atteints d'accidents syphilitiques ils sont reçus à l'hôpital; quand les symptômes primitifs sont traités de suite, il est certain qu'il survient bien plus rarement des accidents secondaires. En outre, M. Ricord a observé avec beaucoup de raison, dans ses notes sur Hunter, que pour que les symptômes consécutifs se manifestent, il faut quelque chose de plus que la diathèse syphilitique, il faut encore que l'intégrité des fonctions soit accidentellement rompue. Or, c'est ce que l'on n'observe guère chez les militaires qui sont tous jeunes, vigoureux, et qui n'éprouvent point de privations ni de causes débilitantes. Enfin, les soldats, à cause de la grande facilité qu'ils ont à être reçus dans les hôpitaux, y entrent souvent pour des affections des parties génitales qui ne sont pas réellement syphilitiques et qui sont la suite de la malpropreté ou des excès du coït. Nous voyons souvent aussi entrer dans nos salles des femmes publiques, envoyées par la police, qui sont atteintes d'excoriations ou même d'ulcérations, qui reconnaissent les mêmes causes, et qui se guérissent sans remède par des soins de propreté ou par quelques jours de repos.

Pour prouver que le mercure est inutile on a allégué la fréquence des symptômes consécutifs qu'on observe après son emploi. Mais les médecins des hôpitaux qui ont prescrit des préparations mercurielles à leurs malades sont-ils bien surs qu'ils les aient prises? N'a-t-on pas souvent fait prendre des pilules desséchées qui ne pouvaient avoir aucune action? N'a-t-on pas ordinairement donné trop peu de mercure? M. Desruelles dit que la moyenne des doses de liqueur de Van Swieten prises par ses malades était de 9 doses d'un quart de grain chacune; cette quantité du remède est-elle suffisante? Dans plusieurs hôpitaux d'Angleterre et d'Allemagne la préparation hydrargyrique dont on a le plus fait usage, est le calomel dont la vertu antisyphilitique est peu efficace. D'après cela, doit-on être surpris d'avoir observé fréquemment des accidents secondaires? Enfin, dans les hôpitaux on a presque toujours cessé l'usage des préparations mercurielles dès que les symptômes primitifs ont disparu. Or, quoique quelques praticiens de mérite soutiennent aujourd'hui le contraire, l'expérience de presque tous les médecins a prouvé depuis longtemps qu'il fallait, dans les symptômes primitifs comme dans les consécutifs, continuer pendant quelque temps l'usage des remèdes si l'on ne voulait pas observer de récidives. Ne voit-on pas également des rechutes dans les fièvres intermittentes quand on cesse le quinquina de suite après la guérison?

On a dit que quand il survenait des symptômes consécutifs, après l'emploi du mercure, ils étaient beaucoup plus graves que quand on ne l'avait pas mis en usage; cela peut avoir eu lieu quelquefois, mais nous pouvons cependant attester avoir observé le plus souvent, dans cet hospice, et dans notre pratique civile, les accidents secondaires et tertiaires les plus graves chez des malades qui n'avaient jamais pris un atome de mercure. On a également accusé ce métal de produire des affections des os; le plus grand nombre des malades que nous avons observés avec des douleurs ostéocopes, des exostoses ou des caries, n'avaient jamais employé les préparations hydrargyriques.

Depuis un certain nombre d'années on a décrit, principalement en Angleterre et en Allemagne, sous le nom de *maladie mercurielle*, un très grand nombre d'affections morbides que l'on a crues produites par le mercure. Nous pensons que l'on a beaucoup exagéré les accidents occasionés par ce remède. Sans doute il peut faire naître des symptômes graves quand on l'emploie sans ménagement jusqu'à produire une forte salivation. Nous avons quelquefois reçu dans nos salles des malades dont l'état avait été exaspéré par son usage, mais ces cas ont été rares. Une femme entra dans notre service, en 1839, offrant l'aspect le plus hideux que puisse occasioner la syphilis ; une ulcération accompagnée de carie avait détruit le nez en entier, ainsi qu'une partie des lèvres supérieure et inférieure et envahissait les joues ; cette femme avait une fièvre hectique, un grand amaigrissement et elle éprouvait des douleurs affreuses ; elle m'avoua qu'elle avait subi un traitement mercuriel, que croyant se guérir plus vite, elle avait pris, pendant plusieurs jours, sans l'avis de son médecin, une fiole pleine de liqueur de Van Swieten , et qu'à la suite elle avait été saisie de tremblement des membres, et que son état s'était beaucoup exaspéré : nous employâmes en vain, pendant plusieurs mois, les calmants, les émolients, la limonade nitrique et la salsepareille. Enfin, nous eûmes recours au sirop de Cuisinier avec addition de cyanure de mercure, et comme il détermina un commencement de salivation nous y substituâmes le sublimé. Au bout d'un mois et demi les ulcères étaient en grande partie cicatrisés ; mais comme l'état de la malade restait ensuite pendant longtemps stationnaire, nous lui donnâmes le proto-iodure de fer, qui acheva la guérison. Nous avons su depuis que cette cure s'était maintenue. On voit donc ici le mercure, sagement administré, guérir une maladie qu'il avait exaspérée , quand il avait été employé à trop haute dose. Nous avons donné des soins à un malade qui, après avoir pris pendant un mois de la liqueur de Van Swieten, pour des douleurs ostéocopes et une syphilide très intense, éprouva une salivation qui dura près d'un an , parce qu'il s'était livré à des écarts de régime ; ce malade ayant ensuite éprouvé un retour de ses douleurs ostéocopes avec des ulcérations affreuses, qui détruisaient le tissu des lèvres, fut guéri par la même liqueur de Van Swieten à laquelle il joignit, cette seconde fois, la réclusion et une diète lactée.

Quelques médecins allemands, partisans des nouvelles doctrines, regardent cependant le mercure comme un excellent remède. M. Bonorden avoue que c'est presque un spécifique M. Dieterich dit que c'est le plus puissant antiphlogistique. Cependant ces praticiens l'emploient très peu ; c'est, disent-ils, à cause des effets funestes qu'il produit. Ces effets ne sont pas étonnants, quand on voit les méthodes que ces médecins préconisent le plus. Ils pensent que pour que les préparations mercurielles se montrent efficaces, il faut qu'elles soient administrées d'une manière énergique, de manière à provoquer un mouvement fébrile et à augmenter les sécrétions salivaires et autres; ils sont d'avis que les guérisons où ces effets n'ont pas lieu sont peu sures. Ainsi la méthode que plusieurs médecins allemands regardent comme la plus efficace, est celle de Louvrier et Rust, appelée *Cura famis*, qui a été diversement modifiée et qui consiste à ne donner d'aliments que ce qu'il en faut pour soutenir la vie; et à faire en même temps de fortes frictions mercurielles, de manière à exciter des sécrétions abondantes. On emploie encore beaucoup en Allemagne la méthode de Dzondi, par laquelle on donne le sublimé à dose ascendente ; nous ne prétendons pas blamer cette méthode, mais quelques médecins l'ont exagérée de manière à donner ainsi jusqu'à 15 à 20 centigr. de sublimé par jour. Enfin, plusieurs praticiens allemands vantent aussi la méthode de Weinhold qui consiste à donner 12 décigram. de calomel par jour, en laissant un intervalle de quelques jours entre chaque dose. Tous ces traitements sont bien actifs et nous concevons qu'on leur préfère la diète, le repos et les sels purgatifs. Pour nous, nous n'avons jamais observé d'effets funestes des préparations mercurielles que nous avons mises en usage; nous ne pensons pas qu'elles irritent plus les voies gastrites que les sels purgatifs que l'on prescrit en Allemagne. Un fait, qui s'est présenté à notre observation l'année dernière, nous a fait voir combien peu l'on pouvait se fier aux cures obtenues à l'aide de la diète, du séjour au lit et des évacuations. Une femme entra dans nos salles présentant de nombreux tubercules plats à la vulve et offrant les premiers symptômes d'une variole confluente ; la variole fut très intense, et obligea la malade de rester cinq semaines au lit, pendant lesquelles elle usa de boissons abondantes et ne prit aucun aliment ; nous l'examinâmes ensuite et nous vîmes que les tubercules plats avaient entièrement disparu ; mais un mois après, il se manifesta un iritis, qui menaça de faire perdre un œil à cette femme, et qui ne céda qu'à de fortes doses de calomel.

Les nouvelles méthodes sont d'une exécution très difficile dans les hôpitaux et presque impossible dans la pratique civile. Trouvera-t-on facilement des malades qui veuillent rester au lit pendant tout le temps de leur traitement, et qui consentent à se soumettre à la diète rigoureuse qu'on leur impose ? peut-être pourra-t-on quelquefois l'obtenir avec la sévérité des lois militaires ; et même si l'on s'en rapporte à quelques témoignages, entr'autres à celui de M. Léonard fils, chirurgien aide-major de l'hôpital militaire de Lille (1), les soldats, quand on les prive ainsi d'aliments, savent bien s'en procurer, malgré tous les obstacles, et quelquefois ils en abusent. Enfin, nous ne pensons pas qu'on puisse soumettre sans danger les malades qui ont faim à une diète aussi sévère. Il existe encore un obstacle à l'emploi des nouvelles méthodes, c'est que l'on assure que ceux qui ont été ainsi traités, éprouvent avec la plus grande facilité des récidives s'ils commettent les moindres excès après leur guérison.

Si plusieurs médecins ont donné des tableaux statistiques des nombreuses guérisons qu'ils ont obtenues

_____

(1) *Recueil de Mémoires de médecine, chirurgie et pharmacie militaires*, tom. 35, pag. 245.

à l'aide du traitement sans mercure, d'autres aussi affirment n'avoir pas eu les mêmes résultats. C'est ainsi
que toutes les nouvelles doctrines ont vanté leur succès
et que tous les remèdes nouveaux ont eu des prôneurs.
N'avons-nous pas vu les partisans des systèmes si oppo-
sés de Brown et de Broussais se vanter d'avoir fait seuls
une médecine rationnelle et accuser leurs prédécesseurs
d'avoir exercé une médecine meurtrière ? Nous croyons
que les succès du traitement non mercuriel ont été beaucoup exagérés; d'ailleurs, si les résultats ont été si avantageux, comment plusieurs des médecins qui les ont obtenus emploient-ils aujourd'hui le mercure ? Comment
se fait-il qu'en Angleterre, où les nouvelles méthodes
ont pris naissance, on y ait presque renoncé aujourd'hui?
N'est-ce pas parce que l'on a observé avec le temps que
les malades que l'on croyait guéris étaient ensuite atteints
de symptômes consécutifs? Il est vrai qu'en Allemagne
et dans le nord de l'Europe les nouvelles méthodes
jouissent encore d'une grande faveur ; mais attendons :
en France elles ne conservent que peu de partisans et
elles n'y ont guère survécu à la doctrine de Broussais
qui les avait fait naître; l'Angleterre, où elles ont pris
naissance, en 1816, les a déjà presque abandonnées ; en
Allemagne elles n'ont été employées sur une grande
échelle que depuis 1825, époque à laquelle M. Fricke,
de Hambourg, fit ses premiers essais; nous verrons si
dans quelques années les médecins de l'Allemagne et du
nord ne modifieront pas leurs opinions et s'ils ne sui-
vront pas l'exemple des Anglais.

Cependant, quand le temps et l'expérience, qui ont déjà
renversé tant de systèmes en médecine, auront aussi fait

justice des exagérations des nouvelles doctrines sur le traitement sans mercure, nous pensons que leur influence n'aura pas été sans utilité pour la science. En effet, avant les nouvelles doctrines on faisait bien souvent abus des préparations mercurielles ; on les employait dans tous les accidents primitifs de la syphilis, et l'on n'avait pas toujours soin de s'en abstenir quand il existait des symptômes trop inflammatoires ; par cette méthode inconsidérée, on exaspérait bien souvent le mal. Aujourd'hui on s'abstient généralement du mercure, quand il y a trop d'irritation; on commence par la calmer avant de le mettre en usage.

Avant les nouvelles doctrines on croyait trop généralement que les maladies vénériennes ne guérissaient jamais sans mercure, ou que si les symptômes primitifs disparaissaient quelquefois, ils étaient toujours suivis de syphilis constitutionnelle, quand on n'avait pas employé de traitement spécifique. Aujourd'hui les nouvelles doctrines ont démontré que les symptômes primitifs guérissaient souvent très facilement sans mercure et qu'après les guérisons ainsi obtenues il ne survenait pas constamment des accidents consécutifs. C'est certainement un grand progrès pour la science que d'avoir pu démontrer cette vérité ; en effet, combien n'y a-t-il pas de cas où il est difficile ou même nuisible d'employer le mercure soit à l'intérieur, soit en frictions? Ainsi donc, si un malade, atteint de symptômes primitifs, présente quelque contradiction à l'emploi du mercure, on osera mieux se dispenser de le mettre en usage. Si l'on a affaire à des malades qui, dès qu'ils sont guéris d'une affection syphilitique, s'exposent de suite à en contracter une nouvelle, on n'aura pas recours, dans tous les cas, à un traitement mercuriel complet. C'est ainsi que dans nos salles, où nous recevons souvent des femmes qui y entrent six ou huit fois dans la même année, nous nous bornons souvent, dans les ulcères primitifs, à des lotions avec du chlorure de soude, du vin aromatique, de l'eau blanche, à des cautérisations, à des pansements avec le cérat mercuriel et à des bains de siège, dans lesquels nous faisons dissoudre 10 à 15 centigrammes de sublimé par pinte de l'eau du bain. Torrheillhe et Delpech avaient déjà conseillé de faire absorber les préparations mercurielles par les surfaces qui avaient récemment admis le principe contagieux. Je ne prétends ni approuver ni désapprouver les théories de ces deux médecins; mais j'ai observé que par cette méthode, que je crois plus efficace chez les femmes que chez les hommes, à cause de l'étendue plus grande des surfaces absorbantes, les ulcères primitifs guérissent souvent assez vite et qu'il ne survient pas fréquemment des symptômes consécutifs (1). Quand, par ce traitement externe, la guérison se fait trop longtemps attendre, nous avons recours aux préparations mercurielles à l'intérieur. Mais si nous sommes consultés par des hommes ou des femmes mariés, ou par des personnes qui ne s'exposent pas sans

---

(1) M. Boyer, quoiqu'un des plus grands partisans du traitement mercuriel général et complet, pense cependant qu'on peut se dispenser de le mettre en usage chez les filles publiques, parce qu'elles sont sans cesse exposées à une nouvelle infection. *(Traité pratique de la Syphilis,* p. 262.)

cesse à une nouvelle infection; si ces personnes sont atteintes d'ulcères primitifs vraiment syphilitiques (et nous avouons que le diagnostic de ces ulcères n'est pas toujours facile), nous n'hésitons pas à conseiller un traitement mercuriel à l'intérieur et nous avons soin de le continuer quelque temps après la disparition des symp.tômes, parce que nous croyons par là être beaucoup moins exposé à voir survenir des accidents consécutifs. Sans attacher autant d'importance que M. Ricord à l'induration des chancres, nous pensons cependant qu'elle mérite une grande attention, quand on veut avoir recours au spécifique : nous avons observé des accidents consécutifs après des chancres très simples et sans aucune induration; cependant nous en avons observé plus fréquemment à la suite d'ulcères qui, après leur guérison, laissaient une induration. La préparation hydrargyrique que nous employons le plus fréquemment est le proto-iodure de mercure. Nous avons aussi souvent recours à la liqueur de Van Swieten, au sirop de Cuisinier avec addition de sublimé, au cyanure de mercure et au sirop de deuto-iodure de mercure ioduré.

Avant les nouvelles doctrines on regardait trop généralement le mercure comme le spécifique absolu et indispensable de la syphilis, et l'on s'obstinait trop souvent à donner de nouvelles préparations hydrargyriques à des malades qui avaient déjà subi plusieurs traitements mercuriels. On produisait souvent par là des accidents et l'on donnait lieu à divers symptômes morbides que l'on a beaucoup exagérés selon nous, et de la réunion desquels on a formé ce que l'on a appelé *maladie mercurielle*. Aujourd'hui la plupart des médecins sont beaucoup plus circonspects dans l'emploi du mercure ; quand on voit qu'il cesse de produire de bons effets, on le suspend, ou l'on a recours à d'autres médicaments que l'expérience de ces derniers temps a fait connaître comme doués des propriétés les plus puissantes dans les syphilis dégénérées ; je veux parler ici principalement des préparations d'iode. M. Richond-Desbrus paraît les avoir employées le premier dans la blennorhagie et les bubons. Walace, de Dublin, en a beaucoup étendu l'usage et les a surtout recommandées dans la vérole constitutionnelle; M. Ricord a fait voir dernièrement qu'elles étaient principalement utiles dans les symptômes tertiaires de la syphilis et dans les affections du système osseux. Nous avons employé dans plusieurs cas, avec le plus grand succès, l'iodure de potasse et l'iodure de fer, et nous avons guéri ainsi quelques malades qui, sans cela, auraient infailliblement péri. Nous pensons que l'introduction des préparations d'iode dans la thérapeutique de la syphilis est une des belles découvertes des temps modernes, et cette introduction est due en grande partie à l'influence des nouvelles doctrines.

Les nouvelles doctrines ont aussi appelé l'attention des médecins sur l'importance du régime dans la thérapeutique des affections vénériennes. Elles ont sans doute émis des principes exagérés à ce sujet ; elles ont souvent imposé une diète trop rigoureuse aux malades ; cependant on ne peut nier que si les traitements les mieux appropriés ne sont pas secondés par un régime convenable, ils restent souvent sans effet, et l'on avait quelquefois trop perdu de vue cette vérité, par la confiance trop grande que l'on accordait au spécifique. Enfin, depuis les nouvelles doctrines, on a fait plus d'attention aux symptômes locaux de la syphilis et l'on a perfectionné leur traitement. Ces symptômes persistent dans quelques cas, malgré l'administration des mercuriaux : nous avons quelquefois reçu des malades qui présentaient des ulcères au gosier, des syphilides ou d'autres affections qui avaient résisté à l'emploi prolongé du mercure ; ces malades désespéraient de pouvoir récupérer leur santé, et nous les avons guéris à l'aide d'un simple traitement local.

Telles sont les principales améliorations que la thérapeutique de la syphilis doit à l'influence des nouvelles doctrines ; mais aussi ces doctrines n'ont elles pas été funestes à un grand nombre de malades, en leur faisant employer un traitement tout à fait insuffisant, après lequel des accidents consécutifs se sont manifestés ? Le repos de bien des familles n'a-t-il pas été troublé parce que plusieurs personnes se sont crues en sureté, après des guérisons obtenues à l'aide de la méthode antiphlogistique, de quelques cautérisations, ou même de préparations mercurielles données a trop faible dose ou continuées pendant trop peu de temps. Si le nombre des maladies syphilitiques, consécutives ou héréditaires a augmenté dans plusieurs villes, nous pensons que c'est en grande partie à l'influence des nouvelles doctrines qu'on doit l'attribuer.

Nous devrions maintenant jeter un coup d'œil sur les opinions récemment émises relativement à l'identité ou la non-identé de la blennorrhagie et de la syphilis. Les uns ont prétendu que le chancre seul pouvait donner lieu à des symptômes consécutifs, et que quand il en survenait à la suite de la blennorrhagie il y avait un chancre larvé dans l'urètre ; d'autres soutiennent l'opinion contraire. Les bornes qui nous sont prescrites nous forcent de terminer ce discours et de passer entièrement sous silence ce sujet important et cependant si controversé.

Vous venez d'entendre, Messieurs les élèves, l'exposé rapide des nombreuses vicissitudes qu'a éprouvées la thérapeutique des maladies vénériennes depuis la fin du dernier siècle. Nous avons pensé que cet exposé de tant d'opinions diverses ne serait pas sans utilité en commençant des leçons dont le but doit être tout pratique, parce que nous croyons qu'un sage éclectisme doit toujours servir de guide aux études du médecin. Pendant la durée de ce cours nous nous étendrons très peu sur les théories, nous ne chercherons pas à vous donner de vaines explications si souvent hypothétiques des phénomènes morbides que nous vous ferons observer ; nous préfèrerons toujours les simples faits pratiques aux plus ingénieux systèmes.

Les maladies syphilitiques, les maladies cutanées et les maladies mentales sur lesquelles vous allez suivre, dans cet hospice, des leçons cliniques, demandent plus que toutes les autres une étude spéciale et approfondie ; ce n'est pas dans les livres que l'on peut apprendre à les connaître mais bien par une observation constante au lit des malades. C'est par là seulement que l'on pourra parvenir à distinguer leurs nombreuses variétés et à savoir leur appliquer les règles convenables de traitement ; et cependant il n'est pas facile d'acquérir une instruction pratique sur ces maladies : dans la capitale même on éprouve des difficultés pour y parvenir, et depuis que les

filles inscrites à la police ont été transportées à la prison
de St-Lazare, les maladies syphilitiques des femmes que,
nous sommes spécialement chargé de vous faire observer, ne sont plus à Paris l'objet d'une instruction clinique. Nous devons donc de la reconnaissance pour une
administration bienveillante et éclairée qui a su connaître
le besoin de la science, et qui, en instituant des cours
pratiques dans cet établissement, a ouvert un vaste
champ à vos studieuses investigations. Mes estimables et
savants collègues, MM. Levrat-Perroton et Baumès, par
tageront avec moi la tâche que l'administration de cet
hospice nous a confiée. M. Levrat vous fera un cours sur
l'aliénation mentale ; les leçons de M. Baumès et les
miennes auront pour objet les maladies vénériennes et
cutanées. Ces diverses affections morbides s'offriront à
votre observation, dans cet hospice, sous toutes leurs
formes les plus variées ; notre zèle ne sera pas en défaut,
et nous nous estimerons heureux si nos leçons peuvent
contribuer en quelque chose aux progrès de vos études
pratiques.

FIN.

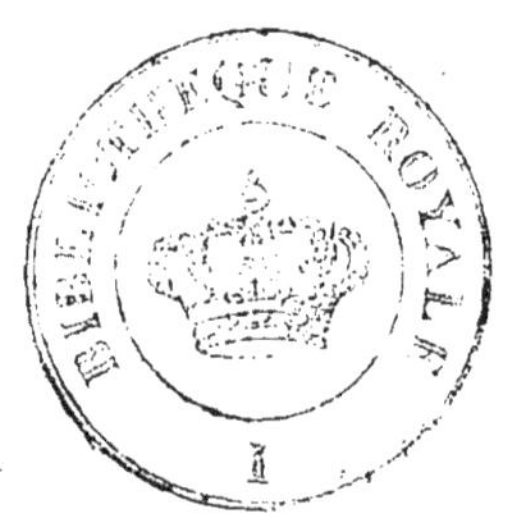

9 782019 260910